MW00512524

INDISCHE KULINARISCHE KUNST 2022

EINFACHE UND AUTHENTISCHE INDISCHE REZEPTE

OHNE KOMPLIKATION

VARUN PALL

Inhalt

Mysore Bonda

(südindischer frittierter Mehlknödel)

Gib 12

Zutaten

175 g/6 oz einfaches weißes Mehl

1 kleine Zwiebel, fein gehackt

1 Esslöffel Reismehl

120 ml saure Sahne

Prise Backpulver

2 Esslöffel gehackte Korianderblätter

Nach Geschmack salzen

Raffiniertes Pflanzenöl zum Braten

Methode

- Bereiten Sie den Teig vor, indem Sie alle Zutaten, außer dem Öl, miteinander vermischen. 3 Stunden beiseite stellen.
- Das Öl in einer Pfanne erhitzen. Löffelweise Teig hineingeben und bei mittlerer Hitze goldbraun braten. Heiß mit Ketchup servieren.

Radhaballabhi

(Bengalische herzhafte Brötchen)

Gibt 12-15

Zutaten

4 Esslöffel Mung-Dhal*

4 Esslöffel Chana Dhal*

4 Nelken

3 grüne Kardamomkapseln

½ Teelöffel Kreuzkümmel

3 Esslöffel Ghee plus extra zum Braten

Nach Geschmack salzen

350 g weißes Mehl

Methode

- Die Dals über Nacht einweichen. Das Wasser abgießen und zu einer Paste reduzieren. Zur Seite legen.
- Mahlen Sie die Nelken, den Kardamom und den Kreuzkümmel zusammen.
- 1 Esslöffel Ghee in einer Pfanne erhitzen. Braten Sie die gemahlenen Gewürze 30 Sekunden lang an. Fügen Sie

die Dhal-Paste und das Salz hinzu. Bei mittlerer Hitze dünsten, bis sie trocken sind. Zur Seite legen.

- Das Mehl mit 2 Esslöffeln Ghee, Salz und ausreichend Wasser zu einem festen Teig verkneten. In zitronengroße Bällchen teilen. Rollen Sie in Scheiben und legen Sie Bällchen aus frittiertem Dhal in die Mitte jeder Scheibe. Dicht wie eine Tasche.
- Rollen Sie die Beutel zu dicken Puris mit einem Durchmesser von jeweils 10 cm. Zur Seite legen.
- Ghee in einem Topf erhitzen. Die Puris goldbraun braten.
- Auf Küchenpapier abtropfen lassen und heiß servieren.

Medou Vada

(Gebratene Linsenkuchen)

Für 4 Personen

Zutaten

300 g Urad Dhal*, 6 Stunden eingeweicht

Nach Geschmack salzen

¼ Teelöffel Asafoetida

8 Curryblätter

1 Teelöffel Kreuzkümmel

1 Teelöffel gemahlener schwarzer Pfeffer

Raffiniertes Gemüse zum Braten

Methode

- Lassen Sie das Urad Dhal ab und mahlen Sie es zu einer dicken, trockenen Paste.
- Alle restlichen Zutaten, außer dem Öl, hinzugeben und gut vermischen.
- Befeuchte deine Handflächen. Aus dem Teig eine zitronengroße Kugel formen, flach drücken und wie bei einem Krapfen in der Mitte ein Loch formen. Wiederholen Sie dies für den Rest des Teigs.
- Das Öl in einer Pfanne erhitzen. Braten Sie die Vadas, bis sie goldbraun sind.

- Heiß mit Sambhar servieren.

Tomaten-Omelett

Gib 10

Zutaten

2 große Tomaten, fein gehackt

180 g Bohnenkraut*

85 g Vollkornmehl

2 Esslöffel Grieß

1 große Zwiebel, fein gehackt

½ Teelöffel Ingwerpaste

½ Teelöffel Knoblauchpaste

TL Kurkuma

½ Teelöffel Chilipulver

1 TL gemahlener Koriander

½ Teelöffel gemahlener Kreuzkümmel, trocken geröstet

25 g/min Korianderblätter, gehackt

Nach Geschmack salzen

120ml Wasser

Raffiniertes Gemüse zum Einfetten

Methode

- Alle Zutaten, außer dem Öl, zu einer dicken Paste verrühren.
- Eine flache Pfanne buttern und erhitzen. Einen Löffel Teig darauf verteilen.
- Gießen Sie ein wenig Öl um das Omelett, decken Sie es mit einem Deckel ab und kochen Sie es bei mittlerer Hitze 2 Minuten lang. Gehen Sie zurück und wiederholen Sie. Wiederholen Sie dies für den Rest des Teigs.
- Heiß mit Tomatenketchup oder Minzchutney servieren

Ei-Bhurji

(Würziges Rührei)

Für 4 Personen

Zutaten

4 Esslöffel raffiniertes Pflanzenöl

½ Teelöffel Kreuzkümmel

2 große Zwiebeln, fein gehackt

8 Knoblauchzehen, fein gehackt

½ Teelöffel Kurkuma

3 grüne Chilischoten, fein gehackt

2 Tomaten, fein gehackt

Nach Geschmack salzen

8 Eier, geschlagen

10 g/¼ oz Korianderblätter, gehackt

Methode

- Das Öl in einem Topf erhitzen. Kreuzkümmel hinzufügen. Lassen Sie sie 15 Sekunden lang spucken. Die Zwiebeln dazugeben und bei mittlerer Hitze glasig dünsten.
- Fügen Sie Knoblauch, Kurkuma, grüne Paprika und Tomaten hinzu. 2 Minuten anbraten. Fügen Sie die Eier hinzu und kochen Sie unter ständigem Rühren, bis die Eier gekocht sind.
- Mit Korianderblättern dekorieren und heiß servieren.

Ei hacken

Gib 8

Zutaten

8 fl oz/240 ml raffiniertes Pflanzenöl

1 große Zwiebel, fein gehackt

1 Teelöffel Ingwerpaste

1 Teelöffel Knoblauchpaste

Nach Geschmack salzen

½ Teelöffel gemahlener schwarzer Pfeffer

2 große Kartoffeln, gekocht und püriert

8 hart gekochte Eier, halbiert

1 geschlagenes Ei

100 g Semmelbrösel

Methode

- Das Öl in einem Topf erhitzen. Zwiebel, Ingwerpaste, Knoblauchpaste, Salz und schwarzen Pfeffer hinzufügen. Bei mittlerer Hitze braten, bis sie gebräunt sind.
- Fügen Sie die Kartoffeln hinzu. 2 Minuten braten.
- Eigelb entfernen und zur Kartoffelmasse geben. Gut mischen.
- Die ausgehöhlten Eier mit der Kartoffel-Eigelb-Mischung füllen.
- Tauchen Sie sie in verquirltes Ei und wälzen Sie sie in Semmelbröseln. Zur Seite legen.
- Das Öl in einer Pfanne erhitzen. Eier goldbraun braten. Heiß servieren.

Jhal Mudi

(Würziger Puffreis)

Für 5-6 Personen

Zutaten

300g/10oz Curmur*

1 Gurke, fein gehackt

125 g gekochtes Chana*

1 große Kartoffel, gekocht und fein gehackt

125 g geröstete Erdnüsse

1 große Zwiebel, fein gehackt

25 g/kleine Korianderblätter, fein gehackt

4-5 Esslöffel Senföl

1 Esslöffel gemahlener Kreuzkümmel, trocken geröstet

2 Esslöffel Zitronensaft

Nach Geschmack salzen

Methode

- Mischen Sie alle Zutaten zusammen, um sich gut zu vermischen. Sofort servieren.

Tofu-Tikka

Gib 15

Zutaten

300 g/10 Unzen Tofu, in 5 cm/2 Zoll große Stücke geschnitten

1 grüne Paprika, gewürfelt

1 Tomate, gewürfelt

1 große Zwiebel, gewürfelt

1 Teelöffel Chaat Masala*

250 g griechischer Joghurt

½ Teelöffel Garam Masala

½ Teelöffel Kurkuma

1 Teelöffel Knoblauchpaste

1 TL Zitronensaft

Nach Geschmack salzen

1 Esslöffel raffiniertes Pflanzenöl

Für die Marinade:

25 g/Bit 1 Unze Korianderblätter, gemahlen

25 g/Bit Minzblätter, gemahlen

Methode

- Die Zutaten für die Marinade miteinander vermischen. Den Tofu mit der Mischung 30 Minuten marinieren.
- Mit den Paprika-, Tomaten- und Zwiebelstücken 20 Minuten grillen, dabei gelegentlich wenden.
- Chaat Masala darüber streuen. Heiß mit Minz-Chutney servieren

Aloo Kabli

(Würzige Mischung aus Kartoffeln, Kichererbsen und Tamarinde)

Für 4 Personen

Zutaten

3 große Kartoffeln, gekocht und gewürfelt

250 g weiße Erbsen*, gekocht

1 große Zwiebel, fein gehackt

1 grüne Chili, fein gehackt

2 Teelöffel Tamarindenpaste

2 Teelöffel trocken gerösteter Kreuzkümmel, gemahlen

10 g/¼ oz Korianderblätter, gehackt

Nach Geschmack salzen

Methode

- Alle Zutaten in einer Schüssel miteinander vermischen. Leicht zerdrücken.
- Gekühlt oder bei Zimmertemperatur servieren.

Omelette Masala

Gib 6

Zutaten

8 Eier, geschlagen

1 große Zwiebel, fein gehackt

1 Tomate, fein gehackt

4 grüne Chilischoten, fein gehackt

2-3 Knoblauchzehen, fein gehackt

2,5 cm Ingwerwurzel, fein gehackt

3 Esslöffel fein gehackte Korianderblätter

1 Teelöffel Chaat Masala*

½ Teelöffel Kurkuma

Nach Geschmack salzen

6 Esslöffel raffiniertes Pflanzenöl

Methode

- Alle Zutaten außer Öl mischen und gut vermischen.
- Eine Bratpfanne erhitzen und 1 EL Öl darauf verteilen. Ein Sechstel der Eimischung darauf verteilen.
- Drehen Sie das Omelett nach dem Garen um und braten Sie die andere Seite bei mittlerer Hitze.
- Wiederholen Sie dies für den Rest des Teigs.
- Heiß mit Ketchup oder Minz-Chutney servieren

Erdnuss-Masala

Für 4 Personen

Zutaten

500 g geröstete Erdnüsse

1 große Zwiebel, fein gehackt

3 grüne Chilischoten, fein gehackt

25 g/kleine Korianderblätter, fein gehackt

1 große Kartoffel, gekocht und gehackt

1 Teelöffel Chaat Masala*

1 Esslöffel Zitronensaft

Nach Geschmack salzen

Methode

- Mischen Sie alle Zutaten zusammen, um sich gut zu vermischen. Sofort servieren.

Wadi von Kothmir

(Frittierte Bällchen mit Koriander)

Gibt 20-25

Zutaten

100 g fein gehackte Korianderblätter

250g/9oz Besan*

45 g Reismehl

3 grüne Chilischoten, fein gehackt

½ Teelöffel Ingwerpaste

½ Teelöffel Knoblauchpaste

1 Esslöffel Sesam

1 Teelöffel Kurkuma

1 TL gemahlener Koriander

1 Teelöffel Zucker

¼ Teelöffel Asafoetida

TL Backpulver

Nach Geschmack salzen

5 fl oz/150 ml Wasser

Raffiniertes Pflanzenöl zum Einfetten plus Extra zum flachen Braten

Methode

- In einer Schüssel alle Zutaten außer dem Öl vermischen. Fügen Sie ein wenig Wasser hinzu, um eine dicke Paste zu erhalten.

- Eine runde Kuchenform mit 20 cm Durchmesser mit Öl einfetten und den Teig hineingeben.

- 10-15 Minuten dämpfen. 10 Minuten abkühlen lassen. Schneiden Sie die gedämpfte Mischung in quadratische Stücke.

- Das Öl in einer Pfanne erhitzen. Die Stücke von beiden Seiten goldbraun braten. Heiß servieren.

Reis- und Maisbrötchen

Für 4 Personen

Zutaten

100 g gedämpfter Reis, püriert

200 g gekochte Maiskörner

125g/4½oz Besan*

1 große Zwiebel, fein gehackt

1 Teelöffel Garam Masala

½ Teelöffel Chilipulver

10 g/¼ oz Korianderblätter, gehackt

Saft von 1 Zitrone

Nach Geschmack salzen

Raffiniertes Pflanzenöl zum Braten

Methode

- Alle Zutaten, außer dem Öl, miteinander vermischen.
- Das Öl in einem Topf erhitzen. Kleine Löffel der Mischung in das Öl geben und von allen Seiten goldbraun braten.
- Auf Küchenpapier abtropfen lassen. Heiß servieren.

Dahi-Kotelett

(Joghurtkotelett)

Für 4 Personen

Zutaten

Griechischer Joghurt 600g/1lb 5oz

Nach Geschmack salzen

3 Esslöffel gehackte Korianderblätter

6 grüne Chilischoten, fein gehackt

200 g Semmelbrösel

1 Teelöffel Garam Masala

2 Teelöffel Walnüsse, gehackt

2 Esslöffel einfaches weißes Mehl

½ Teelöffel Natron

90ml Wasser

Raffiniertes Pflanzenöl zum Braten

Methode

- Joghurt mit Salz, Korianderblättern, Chilischoten, Semmelbröseln und Garam Masala verrühren. In zitronengroße Portionen teilen.

- Drücken Sie ein paar zerkleinerte Walnüsse in die Mitte jeder Portion. Zur Seite legen.
- Mehl, Natron und ausreichend Wasser zu einer feinen Paste mischen. Schnitzel in den Teig tauchen und beiseite stellen.
- Das Öl in einem Topf erhitzen. Braten Sie die Koteletts bis sie goldbraun sind.
- Heiß mit Minz-Chutney servieren

Uthappam

(Reispfannkuchen)

Gib 12

Zutaten

500 g Reis

150 g Urad Dhal[*]

2 TL Bockshornkleesamen

Nach Geschmack salzen

12 Esslöffel raffiniertes Pflanzenöl

Methode

- Alle Zutaten, außer dem Öl, miteinander vermischen. 6-7 Stunden in Wasser einweichen. Abgießen und zu einer feinen Paste mahlen. 8 Stunden gären lassen.
- Eine Bratpfanne erhitzen und 1 EL Öl darauf verteilen.
- Gießen Sie einen gehäuften Esslöffel Teig. Aufstrich wie ein Pfannkuchen.
- Bei schwacher Hitze 2-3 Minuten garen. Gehen Sie zurück und wiederholen Sie.
- Wiederholen Sie dies für den Rest des Teigs. Heiß servieren.

Koraishutir Kochuri

(Brot gefüllt mit Erbsen)

Für 4 Personen

Zutaten

175 g/6 oz einfaches weißes Mehl

TL Salz

2 Esslöffel Ghee plus etwas mehr zum Braten

500 g gefrorene Erbsen

2,5 cm Ingwerwurzel

4 kleine grüne Paprika

2 Esslöffel Fenchelsamen

¼ Teelöffel Asafoetida

Methode

- Das Mehl mit ¼ Teelöffel Salz und 2 Esslöffeln Ghee verkneten. Zur Seite legen.
- Erbsen, Ingwer, Chilischoten und Fenchel zu einer feinen Paste mahlen. Zur Seite legen.
- Einen Teelöffel Ghee in einer Pfanne erhitzen. Braten Sie die Asafoetida 30 Sekunden lang an.
- Fügen Sie die Erbsenpaste und ½ Teelöffel Salz hinzu. 5 Minuten anbraten. Zur Seite legen.

- Den Teig in 8 Kugeln teilen. Flach drücken und jeweils mit der Erbsenmischung füllen. Wie eine Tasche schließen und wieder flachdrücken. Zu runden Scheiben ausrollen.
- Ghee in einem Topf erhitzen. Die gefüllten Scheiben dazugeben und bei mittlerer Hitze goldbraun braten. Auf Küchenpapier abtropfen lassen und heiß servieren.

Kanda Vada

(Zwiebelhack)

Für 4 Personen

Zutaten

4 große Zwiebeln, in Scheiben geschnitten

4 grüne Chilischoten, fein gehackt

10 g/¼ oz Korianderblätter, gehackt

TL Knoblauchpaste

¾ TL Ingwerpaste

½ Teelöffel Kurkuma

Prise Backpulver

Nach Geschmack salzen

250g/9oz Besan*

Raffiniertes Pflanzenöl zum Braten

Methode

- Alle Zutaten außer dem Öl vermischen. Kneten und 10 Minuten beiseite stellen.
- Das Öl in einem Topf erhitzen. Die Mischung löffelweise in das Öl geben und bei mittlerer Hitze goldbraun braten. Heiß servieren.

Aloo Tuk

(Würziger Kartoffel-Snack)

Für 4 Personen

Zutaten

8-10 Babykartoffeln, gedämpft

Nach Geschmack salzen

Raffiniertes Pflanzenöl zum Braten

2 Esslöffel Minz-Chutney

2 Esslöffel süßes Tomaten-Chutney

1 große Zwiebel, fein gehackt

2-3 grüne Chilischoten, fein gehackt

1 Teelöffel schwarzes Salz, pulverisiert

1 Teelöffel Chaat Masala*

Saft von 1 Zitrone

Methode

- Drücken Sie die Kartoffeln vorsichtig, um sie leicht zu glätten. Mit Salz bestreuen.
- Das Öl in einem Topf erhitzen. Kartoffeln zugeben und von allen Seiten goldbraun braten.

- Die Kartoffeln auf eine Servierplatte geben. Das Minz-Chutney und das süße Tomaten-Chutney darüber streuen.
- Zwiebel, grüne Chilis, schwarzes Salz, Chaat Masala und Zitronensaft darüber streuen. Sofort servieren.

Schnitzel mit Kokosnuss

Gib 10

Zutaten

200 g frische Kokosnuss, gerieben

2,5 cm Ingwerwurzel

4 grüne Paprika

2 große Zwiebeln, fein gehackt

50 g Korianderblätter

4-5 Curryblätter

Nach Geschmack salzen

2 große Kartoffeln, gekocht und püriert

2 Eier, geschlagen

100 g Semmelbrösel

Raffiniertes Pflanzenöl zum Braten

Methode

- Kokosnuss, Ingwer, Chilischoten, Zwiebeln, Korianderblätter und Curryblätter mahlen. Zur Seite legen.
- Salz zu den Kartoffeln geben und gut vermischen.
- Machen Sie Kartoffelbällchen in der Größe einer Zitrone und drücken Sie sie auf Ihrer Handfläche flach.

- Legen Sie ein wenig gemahlene Kokosnussmischung in die Mitte jedes Schnitzels. Schließen Sie sie wie eine Tasche und drücken Sie sie wieder sanft flach.
- Tauchen Sie jedes Schnitzel in ein verquirltes Ei und wälzen Sie es in Semmelbröseln.
- Das Öl in einem Topf erhitzen. Braten Sie die Koteletts bis sie goldbraun sind.
- Auf Küchenpapier abtropfen lassen und heiß mit Minz-Chutney servieren

Dhokla mit Mungosprossen

(Gedämpfter Mungosprossenkuchen)

Gib 20

Zutaten

200g/7oz gekeimte Mungobohnen

150 g Mung-Dhal*

2 Esslöffel saure Sahne

Nach Geschmack salzen

2 Esslöffel geriebene Karotten

Raffiniertes Pflanzenöl zur Schmierung

Methode

- Mungobohnen, Dhal Mung und Sauerrahm mischen. Zusammen zu einer glatten Paste mahlen. Gärung für 3-4 Stunden. Das Salz hinzufügen und beiseite stellen.
- Eine runde Kuchenform mit 20 cm Durchmesser buttern. Gießen Sie die Dhal-Mischung hinein. Karotten darüber streuen und 7 Minuten dämpfen.
- In Stücke schneiden und heiß servieren.

Paneer Pakoda

(Gebratener Paneer-Teig)

Für 4 Personen

Zutaten

2½ Teelöffel Chilipulver

1¼ Teelöffel Amchor*

250g/9oz Platte*, in große Stücke schneiden

8 Esslöffel Besan*

Nach Geschmack salzen

Prise Backpulver

5 fl oz/150 ml Wasser

Raffiniertes Pflanzenöl zum Braten

Methode

- Mischen Sie 1 Esslöffel Chilipulver und das Amchoor. Die Paneerstücke mit der Mischung 20 Minuten marinieren.

- Mischen Sie die Besan mit dem restlichen Chilipulver, Salz, Backpulver und genügend Wasser, um die Paste herzustellen.

- Das Öl in einem Topf erhitzen. Tauchen Sie jedes Stück Paneer in den Teig und braten Sie es bei mittlerer Hitze, bis es goldbraun ist.

- Heiß mit Minz-Chutney servieren

Indischer Hackbraten

Für 4 Personen

Zutaten

500 g Rinderhackfleisch

200 g Speckstreifen

½ Teelöffel Ingwerpaste

½ Teelöffel Knoblauchpaste

2 grüne Chilischoten, fein gehackt

½ Teelöffel gemahlener schwarzer Pfeffer

¼ Teelöffel geriebene Muskatnuss

Saft von 1 Zitrone

Nach Geschmack salzen

2 Eier, geschlagen

Methode

- In einem Topf alle Zutaten außer den Eiern vermengen.
- Bei starker Hitze kochen, bis die Mischung trocken ist. Cool buchen.
- Fügen Sie die geschlagenen Eier hinzu und mischen Sie gut. In eine Kuchenform von 20 x 10 cm/8 x 4 Zoll gießen.
- Die Mischung 15-20 Minuten dämpfen. 10 Minuten abkühlen lassen. In Scheiben schneiden und heiß servieren.

Paneer Tikka

(Paneer Patty)

Für 4 Personen

Zutaten

250g/9oz Platte*, in 12 Stücke schneiden

2 Tomaten, geviertelt und ohne Fruchtfleisch

2 grüne Paprika, entkernt und geviertelt

2 mittelgroße Zwiebeln, geviertelt

3-4 Kohlblätter, zerkleinert

1 kleine Zwiebel, in dünne Scheiben geschnitten

Für die Marinade:

1 Teelöffel Ingwerpaste

1 Teelöffel Knoblauchpaste

250 g griechischer Joghurt

2 Esslöffel flüssige Sahne

Nach Geschmack salzen

Methode

- Die Zutaten für die Marinade miteinander vermischen. Paneer, Tomaten, Paprika und Zwiebeln mit dieser Mischung 2-3 Stunden marinieren.

- Spieße sie nacheinander auf und grille sie auf einem Holzkohlegrill, bis die Paneer-Stücke goldbraun sind.

- Mit Kohl und Zwiebel garnieren. Heiß servieren.

Paneer-Schnitzel

Gib 10

Zutaten

1 Esslöffel Ghee

2 große Zwiebeln, fein gehackt

2,5 cm Ingwerwurzel, gerieben

2 grüne Chilischoten, fein gehackt

4 Knoblauchzehen, fein gehackt

3 Kartoffeln, gekocht und püriert

300 g Ziegenkäse, abgetropft

1 Esslöffel einfaches weißes Mehl

3 Esslöffel gehackte Korianderblätter

50 g Semmelbrösel

Nach Geschmack salzen

Raffiniertes Pflanzenöl zum Braten

Methode

- Ghee in einem Topf erhitzen. Zwiebeln, Ingwer, Paprika und Knoblauch dazugeben. Unter häufigem Rühren braten, bis die Zwiebel braun wird. Vom Feuer entfernen.
- Kartoffeln, Ziegenkäse, Mehl, Korianderblätter, Semmelbrösel und Salz hinzugeben. Gut vermischen und die Masse zu Koteletts formen.
- Das Öl in einem Topf erhitzen. Koteletts goldbraun braten. Heiß servieren.

Dal Kebab

(Dal-Kebab)

Gib 12

Zutaten

600g/1lb 5oz Masoor Dhal*

1,2 Liter / 2 Liter Wasser

Nach Geschmack salzen

3 Esslöffel gehackte Korianderblätter

3 Esslöffel Maisstärke

3 EL Semmelbrösel

1 Teelöffel Knoblauchpaste

Raffiniertes Pflanzenöl zum Braten

Methode

- Dhal mit Wasser und Salz in einem Topf bei mittlerer Hitze 30 Minuten kochen. Überschüssiges Wasser abgießen und das gekochte Dhal mit einem Holzlöffel zerdrücken.

- Alle restlichen Zutaten außer Öl hinzugeben. Gut vermischen und die Masse zu 12 Frikadellen formen.

- Das Öl in einem Topf erhitzen. Frikadellen goldbraun braten. Auf Küchenpapier abtropfen lassen und heiß servieren.

Gesalzene Reisknödel

Zutaten

100 g gedämpfter Reis

125g/4½oz Besan*

Joghurt 125g/4½oz

½ Teelöffel Chilipulver

TL Kurkuma

1 Teelöffel Garam Masala

Nach Geschmack salzen

Raffiniertes Pflanzenöl zum Braten

Methode

- Den Reis mit einem Holzlöffel zerdrücken. Alle restlichen Zutaten, außer dem Öl, hinzugeben und gut vermischen. Dies sollte einen Teig mit der Konsistenz einer Kuchenmischung ergeben. Gegebenenfalls Wasser hinzufügen.
- Das Öl in einer Pfanne erhitzen. Löffelweise Teig hinzugeben und bei mittlerer Hitze goldbraun braten.
- Auf Küchenpapier abtropfen lassen und heiß servieren.

Nahrhafte Roti Roll

Für 4 Personen

Zutaten
Für die Füllung:

1 Teelöffel Kreuzkümmel

1 TL Butter

1 gekochte Kartoffel, püriert

1 hart gekochtes Ei, fein gehackt

1 Esslöffel gehackte Korianderblätter

½ Teelöffel Chilipulver

Prise gemahlener schwarzer Pfeffer

Prise Garam Masala

1 Esslöffel Frühlingszwiebeln, fein gehackt

Nach Geschmack salzen

Für die Braten:

85 g Vollkornmehl

1 Teelöffel raffiniertes Pflanzenöl

Prise Salz

Methode

- Alle Zutaten für die Füllung miteinander vermischen und gut pürieren. Zur Seite legen.

- Alle Zutaten für die Roti mischen. Zu einem weichen Teig kneten.

- Aus dem Teig walnussgroße Kugeln formen und jeweils zu Scheiben rollen.

- Die pürierte Füllung dünn und gleichmäßig auf jeder Scheibe verteilen. Rollen Sie jede Scheibe zu einer festen Rolle.

- Die Brötchen in einer heißen Pfanne leicht anrösten. Heiß servieren.

Kebab mit Hähnchen und Minze

Gib 20

Zutaten

500 g gemahlenes Hähnchen

50 g fein gehackte Minzblätter

4 grüne Chilischoten, fein gehackt

1 TL gemahlener Koriander

1 Teelöffel gemahlener Kreuzkümmel

Saft von 1 Zitrone

1 Teelöffel Ingwerpaste

1 Teelöffel Knoblauchpaste

1 geschlagenes Ei

1 Esslöffel Maisstärke

Nach Geschmack salzen

Raffiniertes Pflanzenöl zum Braten

Methode

- Alle Zutaten außer dem Öl vermischen. Zu einem weichen Teig kneten.
- Den Teig in 20 Portionen teilen und jede flach drücken.
- Das Öl in einer Pfanne erhitzen. Die Spieße bei mittlerer Hitze goldbraun braten. Heiß mit Minz-Chutney servieren

Masala-Chips

Zutaten

200 g einfache gesalzene Kartoffelchips

2 Zwiebeln, fein gehackt

10 g/¼ oz Korianderblätter, fein gehackt

2 Teelöffel Zitronensaft

1 Teelöffel Chaat Masala*

Nach Geschmack salzen

Methode

- Die Chips zerkrümeln. Alle Zutaten hinzufügen und gut verrühren.
- Sofort servieren.

Gemischte Gemüse-Samosa

(pikante Gemüsemischung)

Gib 10

Zutaten

2 Esslöffel raffiniertes Pflanzenöl plus etwas mehr zum Braten

1 große Zwiebel, fein gehackt

175 g Ingwerpaste

1 Teelöffel gemahlener Kreuzkümmel, trocken geröstet

Nach Geschmack salzen

2 Kartoffeln, gekocht und gewürfelt

125 g gekochte Erbsen

Für das Gebäck:

175 g/6 oz einfaches weißes Mehl

Prise Salz

2 Esslöffel raffiniertes Pflanzenöl

100 ml Wasser

Methode

- 2 EL Öl in einer Pfanne erhitzen. Zwiebel, Ingwer und gemahlenen Kreuzkümmel zugeben. 3-5 Minuten unter ständigem Rühren braten.

- Salz, Kartoffeln und Erbsen zugeben. Gut mischen und pürieren. Zur Seite legen.

- Machen Sie aus den Teigzutaten Teigtüten, wie im Kartoffel-Samosa-Rezept

- Jede Tüte mit 1 Esslöffel der Kartoffel-Erbsen-Mischung füllen und die Ränder verschließen.

- Das Öl in einer Pfanne erhitzen und die Zapfen goldbraun braten.

- Abgießen und heiß mit Ketchup oder Minz-Chutney servieren

Gehackte Brötchen

Gib 12

Zutaten

500 g Lammhackfleisch

2 grüne Chilischoten, fein gehackt

2,5 cm Ingwerwurzel, fein gehackt

2 Knoblauchzehen, fein gehackt

1 Teelöffel Garam Masala

1 große Zwiebel, fein gehackt

25 g/min Korianderblätter, gehackt

1 geschlagenes Ei

Nach Geschmack salzen

50 g Semmelbrösel

Raffiniertes Pflanzenöl zum flachen Braten

Methode

- Alle Zutaten außer Semmelbrösel und Öl vermengen. Teilen Sie die Mischung in 12 zylindrische Portionen. In Paniermehl wälzen. Zur Seite legen.

- Das Öl in einer Pfanne erhitzen. Die Brötchen bei schwacher Hitze von allen Seiten goldbraun braten.

- Heiß mit einem grünen Kokosnuss-Chutney servieren

Golli Döner

(Gemüsebrötchen)

Gib 12

Zutaten

1 große Karotte, fein gehackt

50 g grüne Bohnen, gehackt

50 g Kohl, fein gehackt

1 kleine Zwiebel, gerieben

1 Teelöffel Knoblauchpaste

2 grüne Paprika

Nach Geschmack salzen

½ Teelöffel Puderzucker

½ Teelöffel Amchor*

50 g Semmelbrösel

125g/4½oz Besan*

Raffiniertes Pflanzenöl zum Braten

Methode

- Alle Zutaten außer dem Öl vermischen. 12 Zylinder formen.
- Das Öl in einer Pfanne erhitzen. Braten Sie die Zylinder bis sie goldbraun sind.
- Heiß mit Ketchup servieren.

Mathe

(gebraten salzig)

Gib 25

Zutaten

350 g weißes Mehl

200 ml lauwarmes Wasser

1 Esslöffel Ghee

1 Teelöffel Ajowansamen

1 Esslöffel Ghee

Nach Geschmack salzen

Raffiniertes Pflanzenöl zum Braten

Methode

- Alle Zutaten außer dem Öl vermischen. Zu einem weichen Teig kneten.
- Den Teig in 25 Portionen teilen. Jede Portion zu einer Scheibe mit 5 cm Durchmesser rollen. Die Scheiben mit einer Gabel einstechen und 30 Minuten beiseite stellen.
- Das Öl in einem Topf erhitzen. Braten Sie die Scheiben, bis sie hellgolden werden.
- Auf Küchenpapier abtropfen lassen. Kühlen und in einem luftdichten Behälter aufbewahren.

Poha Pakoda

Zutaten

100g/3½oz poha*

500 ml Wasser

125 g Erdnüsse, grob gemahlen

½ Teelöffel Ingwerpaste

½ Teelöffel Knoblauchpaste

2 Teelöffel Zitronensaft

1 Teelöffel Zucker

1 TL gemahlener Koriander

½ Teelöffel gemahlener Kreuzkümmel

10 g/¼ oz Korianderblätter, fein gehackt

Nach Geschmack salzen

Raffiniertes Pflanzenöl zum Braten

Methode

- Poha 15 Minuten in Wasser einweichen. Abgießen und mit allen restlichen Zutaten außer dem Öl vermengen. Kugeln in der Größe einer Walnuss formen.
- Das Öl in einer Pfanne erhitzen. Braten Sie die Poha-Kugeln bei mittlerer Hitze, bis sie goldbraun sind.
- Auf Küchenpapier abtropfen lassen. Heiß mit Minz-Chutney servieren

Hariyali Murgh Tikka

(Grünes Hähnchen Tikka)

Für 4 Personen

Zutaten

650 g Hühnchen ohne Knochen, in 5 cm große Stücke geschnitten

Raffiniertes Pflanzenöl zum Bürsten

Für die Marinade:

Nach Geschmack salzen

Joghurt 125g/4½oz

1 Esslöffel Ingwerpaste

1 EL Knoblauchpaste

25 g/Bit Minzblätter, gemahlen

25 g/Bit 1 Unze Korianderblätter, gemahlen

50 g Spinat, gemahlen

2 Esslöffel Garam Masala

3 Esslöffel Zitronensaft

Methode

- Die Zutaten für die Marinade miteinander vermischen. Marinieren Sie das Huhn mit dieser Mischung für 5-6 Stunden im Kühlschrank. Mindestens eine Stunde vor der Zubereitung aus dem Kühlschrank nehmen.
- Grillen Sie die Hähnchenstücke am Spieß oder in einer mit Öl beträufelten Grillpfanne. Braten, bis das Huhn von allen Seiten gebräunt ist. Heiß servieren.

Boti Kebab

(Lamm-Kebab-Häppchen)

Gib 20

Zutaten

500 g Lammfleisch ohne Knochen, in kleine Stücke geschnitten

1 Teelöffel Ingwerpaste

2 Teelöffel Knoblauchpaste

2 Teelöffel grüne Chilischoten

½ Esslöffel gemahlener Koriander

½ Esslöffel gemahlener Kreuzkümmel

TL Kurkuma

1 Teelöffel Chilipulver

TL Garam Masala

Saft von 1 Zitrone

Nach Geschmack salzen

Methode

- Alle Zutaten gut vermischen und 3 Stunden ziehen lassen.
- Die Lammstücke aufspießen. 20 Minuten auf dem Holzkohlegrill goldbraun backen. Heiß servieren.

Tomatenbrot

Gib 4

Zutaten

1½ Esslöffel raffiniertes Pflanzenöl

150 g Tomatenpüree

3-4 Curryblätter

2 grüne Chilischoten, fein gehackt

Nach Geschmack salzen

2 große Kartoffeln, gekocht und in Scheiben geschnitten

6 Scheiben Brot, gerieben

10 g/¼ oz Korianderblätter, gehackt

Methode

- Das Öl in einem Topf erhitzen. Tomatenpüree, Curryblätter, grüne Chilischoten und Salz hinzugeben. 5 Minuten kochen.
- Kartoffeln und Brot zugeben. 5 Minuten bei schwacher Hitze garen.
- Mit Korianderblättern dekorieren. Heiß servieren.

Mais- und Käsebällchen

Deal 8-10

Zutaten

200 g Zuckermais

250 g Mozzarella-Käse, gerieben

4 große Kartoffeln, gekocht und püriert

2 grüne Chilischoten, fein gehackt

2,5 cm Ingwerwurzel, fein gehackt

1 Esslöffel gehackte Korianderblätter

1 TL Zitronensaft

50 g Semmelbrösel

Nach Geschmack salzen

Raffiniertes Pflanzenöl zum Braten

50 g Grieß

Methode

- In einer Schüssel alle Zutaten außer dem Öl und dem Grieß mischen. In 8 bis 10 Kugeln teilen.
- Das Öl in einem Topf erhitzen. Die Kugeln im Grieß wenden und bei mittlerer Hitze goldbraun braten. Heiß servieren.

Chivda-Cornflakes

(Snack mit gegrillten Cornflakes)

Macht 500g/1lb 2oz

Zutaten

250 g Erdnüsse

150 g Chana Dhal*

100 g Rosinen

125 g Cashewnüsse

200 g Cornflakes

60 ml raffiniertes Pflanzenöl

7 grüne Chilischoten, in Scheiben geschnitten

25 Curryblätter

½ Teelöffel Kurkuma

2 Teelöffel Zucker

Nach Geschmack salzen

Methode

- Erdnüsse, Chana Dhal, Rosinen, Cashewnüsse und Cornflakes trocken rösten, bis sie knusprig sind. Zur Seite legen.
- Das Öl in einem Topf erhitzen. Fügen Sie grüne Chilischoten, Curryblätter und Kurkuma hinzu. Bei mittlerer Hitze eine Minute anbraten.
- Zucker, Salz und alle gerösteten Zutaten hinzufügen. 2-3 Minuten anbraten.
- Kühlen und bis zu 8 Tage in einem luftdichten Behälter aufbewahren.

Nussrolle

Zutaten

140 g weißes Mehl

240 ml Milch

1 Esslöffel Butter

Nach Geschmack salzen

Gemahlener schwarzer Pfeffer nach Geschmack

½ EL Korianderblätter, fein gehackt

3-4 Esslöffel Cheddar-Käse, gerieben

¼ Teelöffel geriebene Muskatnuss

125 g Cashewnüsse, grob gemahlen

125 g Erdnüsse, grob gemahlen

50 g Semmelbrösel

Raffiniertes Pflanzenöl zum Braten

Methode

- 85 g Mehl mit der Milch in einem Topf verrühren. Fügen Sie die Butter hinzu und kochen Sie die Mischung unter ständigem Rühren bei schwacher Hitze, bis sie eingedickt ist.

- Salz und Pfeffer hinzufügen. Lassen Sie die Mischung 20 Minuten lang abkühlen.

- Korianderblätter, Cheddar, Muskatnuss, Cashewnüsse und Erdnüsse dazugeben. Gut mischen. Zur Seite legen.

- Die Hälfte der Semmelbrösel auf ein Backblech streuen.

- Teelöffel der Mehlmischung über die Semmelbrösel geben und Brötchen formen. Zur Seite legen.

- Den Rest des Mehls mit so viel Wasser verrühren, dass eine feine Paste entsteht. Die Brötchen in den Teig tauchen und nochmals in den Semmelbröseln wälzen.

- Das Öl in einem Topf erhitzen. Braten Sie die Rollen bei mittlerer Hitze, bis sie hellbraun sind.

- Heiß mit Ketchup oder grünem Kokosnuss-Chutney servieren

Kohlrouladen mit geschreddert

Gib 12

Zutaten

1 Esslöffel raffiniertes Pflanzenöl plus etwas mehr zum Braten

2 Zwiebeln, fein gehackt

2 Tomaten, fein gehackt

½ Esslöffel Ingwerpaste

½ EL Knoblauchpaste

2 grüne Chilischoten, in Scheiben geschnitten

½ Teelöffel Kurkuma

½ Teelöffel Chilipulver

Teelöffel gemahlener schwarzer Pfeffer

500 g Hühnchen, zerkleinert

200 g gefrorene Erbsen

2 kleine Kartoffeln, gewürfelt

1 große Karotte, gewürfelt

Nach Geschmack salzen

25 g/kleine Korianderblätter, fein gehackt

12 große Kohlblätter, gedünstet

2 geschlagene Eier

100 g Semmelbrösel

Methode

- 1 EL Öl in einem Topf erhitzen. Die Zwiebeln glasig dünsten.

- Tomaten, Ingwerpaste, Knoblauchpaste, grüne Chilischoten, Kurkuma, Chilipulver und Pfeffer hinzugeben. Gut mischen und 2 Minuten bei mittlerer Hitze kochen.

- Fügen Sie gemahlenes Huhn, Erbsen, Kartoffeln, Karotten, Salz und Korianderblätter hinzu. 20-30 Minuten köcheln lassen, gelegentlich umrühren. Kühlen Sie die Mischung für 20 Minuten.

- Die Hackfleischmischung löffelweise in ein Kohlblatt geben und aufrollen. Wiederholen Sie dies für die restlichen Blätter. Sichern Sie die Rollen mit einem Zahnstocher.

- Das Öl in einem Topf erhitzen. Brötchen in Ei tauchen, in Paniermehl panieren und goldbraun braten.

- Abgießen und heiß servieren.

Pav Bhaji

(scharfes Gemüse mit Brot)

Für 4 Personen

Zutaten

2 große Kartoffeln, gekocht

200 g gefrorenes gemischtes Gemüse (Paprika, Karotten, Blumenkohl und Erbsen)

2 Esslöffel Butter

1½ TL Knoblauchpaste

2 große Zwiebeln, gerieben

4 große Tomaten, gehackt

250 ml Wasser

2 Teelöffel Pav Bhaji Masala*

1½ Teelöffel Chilipulver

TL Kurkuma

Saft von 1 Zitrone

Nach Geschmack salzen

1 Esslöffel gehackte Korianderblätter

Butter zum Braten

4 Hamburgerbrötchen, halbiert

1 große Zwiebel, fein gehackt

Kleine Zitronenscheiben

Methode

- Das Gemüse gut pürieren. Zur Seite legen.
- Butter in einem Topf erhitzen. Knoblauchpaste und Zwiebeln hinzugeben und anbraten, bis die Zwiebeln braun sind. Die Tomaten dazugeben und unter gelegentlichem Rühren bei mittlerer Hitze 10 Minuten anbraten.
- Gemüsepüree, Wasser, Pav Bhaji Masala, Chilipulver, Kurkuma, Zitronensaft und Salz hinzufügen. Köcheln lassen, bis die Sauce eindickt. Pürieren und 3-4 Minuten unter ständigem Rühren kochen. Mit Korianderblättern bestreuen und gut vermischen. Zur Seite legen.
- Eine flache Pfanne erhitzen. Etwas Butter darauf verteilen und die Hamburgerbrötchen von beiden Seiten knusprig rösten.
- Die Gemüsemischung heiß mit den Brötchen servieren, mit Zwiebel- und Zitronenscheiben an der Seite.

Sojakotelett

Gib 10

Zutaten

300 g Mung-Dhal*, 4 Stunden eingeweicht

Nach Geschmack salzen

400 g Sojagranulat, 15 Minuten in warmem Wasser eingeweicht

1 große Zwiebel, fein gehackt

2-3 grüne Chilischoten, fein gehackt

1 Teelöffel Amchor*

1 Teelöffel Garam Masala

2 Esslöffel gehackte Korianderblätter

Paniert 150g/5½oz*oder Tofu, gerieben

Raffiniertes Pflanzenöl zum Braten

Methode

- Leeren Sie den Dhal nicht. Salzen und in einem Topf bei mittlerer Hitze 40 Minuten kochen. Zur Seite legen.
- Das Sojagranulat abtropfen lassen. Mit dem Dhal mischen und zu einer dicken Paste mahlen.
- Mischen Sie diese Paste in einem beschichteten Topf mit allen restlichen Zutaten außer dem Öl. Bei schwacher Hitze kochen, bis sie trocken sind.

- Die Masse in zitronengroße Bällchen teilen und Koteletts formen.
- Das Öl in einem Topf erhitzen. Braten Sie die Koteletts bis sie goldbraun sind.
- Heiß mit Minz-Chutney servieren

Mais bhel

(Würziger Mais-Snack)

Für 4 Personen

Zutaten

200 g gekochte Maiskörner

100 g Frühlingszwiebeln, fein gehackt

1 Kartoffel, gekocht, geschält und fein gehackt

1 Tomate, fein gehackt

1 Gurke, fein gehackt

10 g/¼ oz Korianderblätter, gehackt

1 Teelöffel Chaat Masala*

2 Teelöffel Zitronensaft

1 Esslöffel Minz-Chutney

Nach Geschmack salzen

Methode

- In einer Schüssel alle Zutaten miteinander vermischen, damit sie sich gut verbinden.
- Sofort servieren.

Methi Gota

(Bockshornklee gebratener Knödel)

Gib 20

Zutaten

500g/1lb 2oz Besan*

45 g Vollkornmehl

Joghurt 125g/4½oz

4 Esslöffel raffiniertes Pflanzenöl plus etwas mehr zum Braten

2 Teelöffel Backpulver

50 g frische Bockshornkleeblätter, fein gehackt

50 g fein gehackte Korianderblätter

1 reife Banane, geschält und püriert

1 Esslöffel Koriandersamen

10-15 schwarze Pfefferkörner

2 grüne Paprika

½ Teelöffel Ingwerpaste

½ Teelöffel Garam Masala

Prise Asafoetida

1 Teelöffel Chilipulver

Nach Geschmack salzen

Methode

- Besan, Mehl und Joghurt mischen.
- Fügen Sie 2 Esslöffel Öl und Backpulver hinzu. 2-3 Stunden fermentieren lassen.
- Alle restlichen Zutaten außer Öl hinzugeben. Gut mischen, um eine dicke Paste zu machen.
- 2 EL Öl erhitzen und zum Teig geben. Gut mischen und 5 Minuten beiseite stellen.
- Restliches Öl in einem Topf erhitzen. Kleine Löffel des Teigs in das Öl geben und goldbraun braten.
- Auf Küchenpapier abtropfen lassen. Heiß servieren.

Idli

(Gedämpfter Reiskuchen)

Für 4 Personen

Zutaten

500 g Reis, über Nacht eingeweicht

300 g Urad Dhal*, die ganze Nacht durchnässt

1 Esslöffel Salz

Prise Backpulver

Raffiniertes Pflanzenöl zur Schmierung

Methode

- Reis und Dhal abtropfen lassen und zusammen mahlen.
- Salz und Natron hinzufügen. 8 bis 9 Stunden gären lassen.
- Butter-Cupcake-Dosen. Gießen Sie die Reis-Dal-Mischung hinein, sodass jeder halb voll ist. 10-12 Minuten dämpfen.
- Entfernen Sie die Idlis. Heiß mit Kokos-Chutney servieren

Idli mehr

(Gedämpfter Reiskuchen mit Gewürzen)

Für 6 Personen

Zutaten

500 g Reis, über Nacht eingeweicht

300 g Urad Dhal*, die ganze Nacht durchnässt

1 Esslöffel Salz

TL Kurkuma

1 Esslöffel Puderzucker

Nach Geschmack salzen

1 Esslöffel raffiniertes Pflanzenöl

½ Teelöffel Kreuzkümmel

½ Teelöffel Senfkörner

Methode

- Reis und Dhal abtropfen lassen und zusammen mahlen.
- Das Salz hinzugeben und 8 bis 9 Stunden gären lassen.
- Kurkuma, Zucker und Salz hinzufügen. Gut mischen und beiseite stellen.
- Das Öl in einem Topf erhitzen. Kreuzkümmel und Senfkörner zugeben. Lassen Sie sie 15 Sekunden lang spucken.
- Fügen Sie die Reis-Dal-Mischung hinzu. Mit einem Deckel abdecken und 10 Minuten köcheln lassen.
- Aufdecken und die Mischung wenden. Wieder zudecken und 5 Minuten köcheln lassen.
- Idli mit einer Gabel einstechen. Wenn die Gabel sauber herauskommt, ist der Idli fertig.
- In Stücke schneiden und heiß mit einem Kokos-Chutney servieren

Masala-Sandwich

Gib 6

Zutaten

2 Teelöffel raffiniertes Pflanzenöl

1 kleine Zwiebel, fein gehackt

TL Kurkuma

1 große Tomate, fein gehackt

1 große Kartoffel, gekocht und püriert

1 Esslöffel gekochte Erbsen

1 Teelöffel Chaat Masala*

Nach Geschmack salzen

10 g/¼ oz Korianderblätter, gehackt

50 g/1 Butteroz Butter

12 Scheiben Brot

Methode

- Das Öl in einem Topf erhitzen. Zwiebel zugeben und glasig dünsten.

- Kurkuma und Tomate zugeben. Bei mittlerer Hitze 2-3 Minuten dünsten.

- Kartoffeln, Erbsen, Chaat Masala, Salz und Korianderblätter hinzufügen. Gut mischen und eine Minute bei schwacher Hitze kochen. Zur Seite legen.

- Die Brotscheiben buttern. Legen Sie eine Schicht Gemüsemischung auf sechs Scheiben. Mit den restlichen Scheiben bedecken und 10 Minuten grillen. Wenden und nochmals 5 Minuten grillen. Heiß servieren.

Minz-Kebab

Gib 8

Zutaten

10 g/¼ oz Minzblätter, fein gehackt

500 g Ziegenkäse, abgetropft

2 Teelöffel Maisstärke

10 Cashewnüsse, grob gehackt

½ Teelöffel gemahlener schwarzer Pfeffer

1 Teelöffel Amchor*

Nach Geschmack salzen

Raffiniertes Pflanzenöl zum Braten

Methode

- Alle Zutaten außer dem Öl vermischen. Zu einem weichen aber festen Teig kneten. In 8 zitronengroße Kugeln teilen und flach drücken.
- Das Öl in einem Topf erhitzen. Die Spieße bei mittlerer Hitze goldbraun braten.
- Heiß mit Minz-Chutney servieren

Gemüse Sevia Upma

(Probieren Sie die Gemüsefadennudeln)

Für 4 Personen

Zutaten

5 Esslöffel raffiniertes Pflanzenöl

1 große grüne Paprika, fein gehackt

TL Senfkörner

2 grüne Chilis, längs geschnitten

200 g Fadennudeln

8 Curryblätter

Nach Geschmack salzen

Prise Asafoetida

50 g grüne Bohnen, fein gehackt

1 Karotte, fein gehackt

50 g gefrorene Erbsen

1 große Zwiebel, fein gehackt

25 g/kleine Korianderblätter, fein gehackt

Saft von 1 Zitrone (optional)

Methode

- 2 EL Öl in einem Topf erhitzen. Braten Sie die grüne Paprika 2-3 Minuten lang an. Zur Seite legen.
- 2 EL Öl in einer weiteren Pfanne erhitzen. Die Senfkörner hinzufügen. Lassen Sie sie 15 Sekunden lang spucken.
- Fügen Sie grüne Paprika und Fadennudeln hinzu. 1 bis 2 Minuten bei mittlerer Hitze dünsten, gelegentlich umrühren. Curryblätter, Salz und Asafoetida hinzugeben.
- Mit etwas Wasser beträufeln und die gebratene grüne Paprika, grüne Bohnen, Karotten, Erbsen und Zwiebeln hinzufügen. Gut mischen und 3-4 Minuten bei mittlerer Hitze garen.
- Mit einem Deckel abdecken und eine weitere Minute kochen.
- Mit Korianderblättern und Zitronensaft beträufeln. Heiß mit Kokos-Chutney servieren

Bhel

(Puffreis-Snack)

Für 4-6 Personen

Zutaten

2 große Kartoffeln, gekocht und gewürfelt

2 große Zwiebeln, fein gehackt

125 g geröstete Erdnüsse

2 Esslöffel gemahlener Kreuzkümmel, trocken geröstet

300 g/10 Unzen Bhel-Mischung

250 g scharfes, süßes Mango-Chutney

60 g Minz-Chutney

Nach Geschmack salzen

25 g/min Korianderblätter, gehackt

Methode

- Kartoffeln, Zwiebeln, Erdnüsse und gemahlenen Kreuzkümmel mit dem Bhel Mix mischen. Chutneys und Salz zugeben. Zum Mischen umrühren.
- Mit den Korianderblättern garnieren. Sofort servieren.

Sabudana Khichdi

(Sago-Snack mit Kartoffeln und Erdnüssen)

Für 6 Personen

Zutaten

300 g/10 Unzen Sago

250 ml Wasser

250 g Erdnüsse, grob gemahlen

Nach Geschmack salzen

2 Teelöffel Puderzucker

25 g/min Korianderblätter, gehackt

2 Esslöffel raffiniertes Pflanzenöl

1 Teelöffel Kreuzkümmel

5-6 grüne Chilischoten, fein gehackt

100 g Kartoffeln, gekocht und gehackt

Methode

- Den Sago über Nacht in Wasser einweichen. Erdnüsse, Salz, Puderzucker und Korianderblätter dazugeben und gut vermischen. Zur Seite legen.

- Das Öl in einem Topf erhitzen. Kreuzkümmel und grüne Chilis dazugeben. Etwa 30 Sekunden braten.

- Die Kartoffeln zugeben und 1 bis 2 Minuten bei mittlerer Hitze anbraten.

- Fügen Sie die Sago-Mischung hinzu. Rühren und gut mischen.

- Mit einem Deckel abdecken und bei schwacher Hitze 2-3 Minuten garen. Heiß servieren.

einzelner Dhokla

(Einfacher Dampfkuchen)

Gib 25

Zutaten

250 g Chana Dhal*, über Nacht eingeweicht und abgetropft

2 grüne Paprika

1 Teelöffel Ingwerpaste

Prise Asafoetida

½ Teelöffel Natron

Nach Geschmack salzen

2 Esslöffel raffiniertes Pflanzenöl

½ Teelöffel Senfkörner

4-5 Curryblätter

4 Esslöffel frische Kokosnuss, gerieben

10 g/¼ oz Korianderblätter, gehackt

Methode

- Mahlen Sie das Dhal zu einer groben Paste. 6 bis 8 Stunden gären lassen.
- Fügen Sie grüne Chilischoten, Ingwerpaste, Asafoetida, Natron, Salz, 1 EL Öl und etwas Wasser hinzu. Gut mischen.
- Eine runde Form von 20 cm ausbuttern und mit Teig füllen.
- 10-12 Minuten dämpfen. Zur Seite legen.
- Restliches Öl in einem Topf erhitzen. Senfkörner und Curryblätter dazugeben. Lassen Sie sie 15 Sekunden lang spucken.
- Gießen Sie es über die Dhoklas. Mit Kokos- und Korianderblättern dekorieren. In Stücke schneiden und heiß servieren.

Jaldi-Kartoffel

Für 4 Personen

Zutaten

2 Teelöffel raffiniertes Pflanzenöl

1 Teelöffel Kreuzkümmel

1 grüne Chili, gehackt

½ Teelöffel schwarzes Salz

1 Teelöffel Amchor*

1 TL gemahlener Koriander

4 große Kartoffeln, gekocht und gewürfelt

2 Esslöffel gehackte Korianderblätter

Methode

- Das Öl in einem Topf erhitzen. Kreuzkümmel dazugeben und 15 Sekunden ziehen lassen.
- Alle restlichen Zutaten hinzufügen. Gut mischen. Bei schwacher Hitze 3-4 Minuten garen. Heiß servieren.

Orange Dhokla

(Orangen gedämpfter Kuchen)

Gib 25

Zutaten

50 g Grieß

250g/9oz Besan*

8 fl oz/250 ml saure Sahne

Nach Geschmack salzen

100 ml Wasser

4 Knoblauchzehen

1 cm Ingwerwurzel

3-4 grüne Paprika

100 g geriebene Karotten

TL Backpulver

TL Kurkuma

Raffiniertes Pflanzenöl zur Schmierung

1 TL Senfkörner

10-12 Curryblätter

50 g Kokosraspeln

25 g/kleine Korianderblätter, fein gehackt

Methode

- Grieß, Besan, Sauerrahm, Salz und Wasser mischen. Über Nacht fermentieren lassen.
- Knoblauch, Ingwer und Paprika zusammen mahlen.
- Zusammen mit Karotte, Natron und Kurkuma zum fermentierten Teig geben. Gut mischen.
- Eine runde Kuchenform mit 20 cm Durchmesser mit etwas Öl einfetten. Gießen Sie die Paste hinein. Etwa 20 Minuten dämpfen. Abkühlen und in Stücke schneiden.
- Etwas Öl in einem Topf erhitzen. Senfkörner und Curryblätter dazugeben. Braten Sie sie 30 Sekunden lang. Gießen Sie es über die Dhokla-Stücke.
- Mit Kokos- und Korianderblättern dekorieren. Heiß servieren.

Chou Muthia

(Gedämpfte Kohlnuggets)

Für 4 Personen

Zutaten

250 g Vollkornmehl

100 g zerkleinerter Kohl

½ Teelöffel Ingwerpaste

½ Teelöffel Knoblauchpaste

Nach Geschmack salzen

2 Teelöffel Zucker

1 Esslöffel Zitronensaft

2 Esslöffel raffiniertes Pflanzenöl

1 TL Senfkörner

1 Esslöffel gehackte Korianderblätter

Methode

- Mehl, Kohl, Ingwerpaste, Knoblauchpaste, Salz, Zucker, Zitronensaft und 1 EL Öl mischen. Zu einem weichen Teig kneten.

- Aus dem Teig 2 lange Rollen formen. 15 Minuten dämpfen. Abkühlen und in Scheiben schneiden. Zur Seite legen.

- Restliches Öl in einem Topf erhitzen. Die Senfkörner hinzufügen. Lassen Sie sie 15 Sekunden lang spucken.

- Aufgeschnittene Brötchen dazugeben und bei mittlerer Hitze anbraten, bis sie gebräunt sind. Mit Korianderblättern dekorieren und heiß servieren.

Rava Dhokla

(Gedämpfter Grießkuchen)

Fertig 15-18

Zutaten

200 g Grieß

8 fl oz/240 ml saure Sahne

2 Teelöffel grüne Chilischoten

Nach Geschmack salzen

1 Teelöffel Paprikapulver

1 Teelöffel gemahlener schwarzer Pfeffer

Methode

- Grieß und saure Sahne mischen. Gärung für 5-6 Stunden.
- Fügen Sie grüne Paprika und Salz hinzu. Gut mischen.
- Die Grießmasse in eine runde Kuchenform mit 20 cm Durchmesser geben. Mit Chilipulver und Pfeffer bestreuen. 10 Minuten dämpfen.
- In Stücke schneiden und heiß mit einem Minz-Chutney servieren

Chapatti Upma

(Schneller Chapatti-Snack)

Für 4 Personen

Zutaten

6 übrig gebliebene Chapattis, in kleine Stücke gebrochen

2 Esslöffel raffiniertes Pflanzenöl

TL Senfkörner

10-12 Curryblätter

1 mittelgroße Zwiebel, gehackt

2-3 grüne Chilischoten, fein gehackt

TL Kurkuma

Saft von 1 Zitrone

1 Teelöffel Zucker

Nach Geschmack salzen

10 g/¼ oz Korianderblätter, gehackt

Methode

- Das Öl in einem Topf erhitzen. Die Senfkörner hinzufügen. Lassen Sie sie 15 Sekunden lang spucken.
- Curryblätter, Zwiebel, Chilischoten und Kurkuma hinzugeben. Bei mittlerer Hitze anbraten, bis die Zwiebel hellbraun wird. Fügen Sie die Chapattis hinzu.
- Zitronensaft, Zucker und Salz darüberstreuen. Gut mischen und bei mittlerer Hitze 5 Minuten kochen. Mit Korianderblättern dekorieren und heiß servieren.

Mun Dhokla

(Gedämpfter Mungokuchen)

Macht etwa 20

Zutaten

250 g Mung-Dal*, 2 Stunden eingeweicht

150 ml saure Sahne

2 Esslöffel Wasser

Nach Geschmack salzen

2 geriebene Karotten oder 25 g/wenig zerkleinerter Kohl 1 Unze

Methode

- Lassen Sie das Dhal ab und mahlen Sie es.
- Saure Sahne und Wasser zugeben und 6 Stunden gären lassen. Fügen Sie das Salz hinzu und mischen Sie es gut, um die Paste herzustellen.
- Eine runde Kuchenform mit 20 cm Durchmesser buttern und den Teig hineingeben. Mit Karotten oder Kohl bestreuen. 7-10 Minuten dämpfen.
- In Stücke schneiden und mit Minz-Chutney servieren

Mughlai-Fleischkotelett

(reiches Fleischkotelett)

Gib 12

Zutaten

1 Teelöffel Ingwerpaste

1 Teelöffel Knoblauchpaste

Nach Geschmack salzen

500 g Lamm ohne Knochen, gehackt

240 ml Wasser

1 Esslöffel gemahlener Kreuzkümmel

TL Kurkuma

Raffiniertes Pflanzenöl zum Braten

2 Eier, geschlagen

50 g Semmelbrösel

Methode

- Ingwerpaste, Knoblauchpaste und Salz mischen. Das Lamm mit dieser Mischung 2 Stunden marinieren.

- In einem Topf das Lamm mit dem Wasser bei mittlerer Hitze weich kochen. Reservieren Sie die Brühe und das Lamm.

- Kreuzkümmel und Kurkuma in die Brühe geben. Gut mischen.

- Die Brühe in einen Topf geben und köcheln lassen, bis das Wasser verdunstet ist. Marinieren Sie das Lamm erneut mit dieser Mischung für 30 Minuten.

- Das Öl in einem Topf erhitzen. Tauchen Sie jedes Lammstück in verquirltes Ei, wälzen Sie es in Semmelbröseln und braten Sie es, bis es hellbraun ist. Heiß servieren.

Masala Vada

(scharf gebratener Knödel)

Gib 15

Zutaten

300 g Chana Dhal*, eingeweicht in 500 ml Wasser für 3-4 Stunden

50 g Zwiebel, fein gehackt

25 g/min Korianderblätter, gehackt

25 g/kleine Dillblätter, fein gehackt

½ Teelöffel Kreuzkümmel

Nach Geschmack salzen

3 Esslöffel raffiniertes Pflanzenöl plus etwas mehr zum Braten

Methode

- Dhal grob mahlen. Mit allen Zutaten außer dem Öl verrühren.
- Fügen Sie der Dhal-Mischung 3 Esslöffel Öl hinzu. Machen Sie runde, flache Patties.
- Restliches Öl in einer Pfanne erhitzen. Braten Sie die Patties an. Heiß servieren.

Shivda Kohl

(Snack Kohl und geschlagener Reis)

Für 4 Personen

Zutaten

100 g Kohl, fein gehackt

Nach Geschmack salzen

3 Esslöffel raffiniertes Pflanzenöl

125 g Erdnüsse

150 g Chana Dhal*, braten

1 TL Senfkörner

Prise Asafoetida

200g/7oz poha*, in Wasser eingeweicht

1 Teelöffel Ingwerpaste

4 Teelöffel Zucker

1½ EL Zitronensaft

25 g/min Korianderblätter, gehackt

Methode

- Den Kohl mit dem Salz mischen und 10 Minuten stehen lassen.
- 1 Esslöffel Öl in einer Pfanne erhitzen. Erdnüsse und Chana Dhal 2 Minuten bei mittlerer Hitze braten. Abgießen und aufbewahren.
- Restliches Öl in einer Pfanne erhitzen. Senfkörner, Asafoetida und Kohl 2 Minuten anbraten. Mit etwas Wasser beträufeln, mit einem Deckel abdecken und bei schwacher Hitze 5 Minuten garen. Poha, Ingwerpaste, Zucker, Zitronensaft und Salz hinzufügen. Gut mischen und 10 Minuten kochen.
- Mit Korianderblättern, frittierten Erdnüssen und Dhal garnieren. Heiß servieren.

Besan Bhajji Brot

(Snack aus Brot und Kichererbsenmehl)

Gibt 32

Zutaten

175g/6oz Besan*

1250 ml Wasser

½ Teelöffel Ajowansamen

Nach Geschmack salzen

Raffiniertes Pflanzenöl zum Braten

8 Brotscheiben, halbiert

Methode

- Machen Sie eine dicke Paste, indem Sie das Besan mit dem Wasser mischen. Ajowansamen und Salz hinzufügen. Gut verquirlen.
- Das Öl in einer Pfanne erhitzen. Brotstücke in den Teig tauchen und goldbraun braten. Heiß servieren.

Methi Seekh Kebab

(Minzspieß mit Bockshornkleeblättern)

Deal 8-10

Zutaten

100 g Bockshornkleeblätter, gehackt

3 große Kartoffeln, gekocht und püriert

1 Teelöffel Ingwerpaste

1 Teelöffel Knoblauchpaste

4 grüne Chilischoten, fein gehackt

1 Teelöffel gemahlener Kreuzkümmel

1 TL gemahlener Koriander

½ Teelöffel Garam Masala

Nach Geschmack salzen

2 Esslöffel Semmelbrösel

Raffiniertes Pflanzenöl zum Bürsten

Methode

- Alle Zutaten außer dem Öl vermischen. Zu Patties formen.

- In den Ofen stellen und auf einem Holzkohlegrill garen, dabei mit Öl bepinseln und gelegentlich wenden. Heiß servieren.

Jhinga Hariyali

(Grüne Garnelen)

Gib 20

Zutaten

Nach Geschmack salzen

Saft von 1 Zitrone

20 Garnelen, geschält und entdarmt (Schwänze dran lassen)

75 g fein gehackte Minzblätter

75 g Korianderblätter, gehackt

1 Teelöffel Ingwerpaste

1 Teelöffel Knoblauchpaste

Prise Garam Masala

1 Esslöffel raffiniertes Pflanzenöl

1 kleine Zwiebel, in Scheiben geschnitten

Methode

- Salz und Zitronensaft über die Garnelen reiben. 20 Minuten beiseite stellen.

- Mahlen Sie 50 g Minzblätter, 50 g Korianderblätter, Ingwerpaste, Knoblauchpaste und Garam Masala.

- Zu den Garnelen geben und 30 Minuten stehen lassen. Öl darüber träufeln.

- Die Garnelen aufspießen und auf einem Holzkohlegrill grillen, gelegentlich wenden.

- Mit den restlichen Koriander- und Minzblättern sowie der gehackten Zwiebel garnieren. Heiß servieren.

Methi Adai

(Bockshornklee-Pfannkuchen)

Fertig 20-22

Zutaten

100 g Reis

100 g Urad Dhal*

100 g Mung-Dhal*

100 g Chana Dhal*

100 g Masoor Dhal*

Prise Asafoetida

6-7 Curryblätter

Nach Geschmack salzen

50 g frische Bockshornkleeblätter, gehackt

Raffiniertes Pflanzenöl zur Schmierung

Methode

- Reis und Dals zusammen 3-4 Stunden einweichen.

- Reis und Dhal abtropfen lassen und Asafoetida, Curryblätter und Salz hinzufügen. Grob mahlen und 7 Stunden gären lassen. Die Bockshornkleeblätter hinzufügen.

- Eine Bratpfanne buttern und erhitzen. Einen Esslöffel der fermentierten Mischung dazugeben und zu einem Pfannkuchen ausstreichen. Etwas Öl an den Rändern träufeln und bei mittlerer Hitze 3-4 Minuten braten. Wenden und weitere 2 Minuten garen.

- Wiederholen Sie dies für den Rest des Teigs. Heiß mit Kokos-Chutney servieren

Erbsen-Chaat

Für 4 Personen

Zutaten

2 Teelöffel raffiniertes Pflanzenöl

½ Teelöffel Kreuzkümmel

300 g grüne Erbsen aus der Dose

½ Teelöffel Amchor*

TL Kurkuma

TL Garam Masala

1 TL Zitronensaft

5 cm Ingwerwurzel, geschält und in Julienne geschnitten

Methode

- Das Öl in einem Topf erhitzen. Kreuzkümmel dazugeben und 15 Sekunden ziehen lassen. Erbsen, Amchoor, Kurkuma und Garam Masala hinzufügen. Gut mischen und 2-3 Minuten kochen lassen, dabei gelegentlich umrühren.
- Mit Zitronensaft und Ingwer garnieren. Heiß servieren.

Shingada

(Bengalisches Bohnenkraut)

Deal 8-10

Zutaten

2 Esslöffel raffiniertes Pflanzenöl plus etwas mehr zum Braten

1 Teelöffel Kreuzkümmel

200 g gekochte Erbsen

2 Kartoffeln, gekocht und gehackt

1 TL gemahlener Koriander

Nach Geschmack salzen

Für das Gebäck:

350 g weißes Mehl

TL Salz

Ein bisschen Wasser

Methode

- 2 EL Öl in einem Topf erhitzen. Kreuzkümmel hinzufügen. Lassen Sie sie 15 Sekunden lang spucken. Erbsen, Kartoffeln, gemahlenen Koriander und Salz hinzufügen. Gut mischen und bei mittlerer Hitze 5 Minuten kochen. Zur Seite legen.

- Machen Sie aus den Teigzutaten Teigtüten, wie im Kartoffel-Samosa-Rezept. Die Tüten mit der Gemüsemischung füllen und verschließen.

- Restliches Öl in einer Pfanne erhitzen. Braten Sie die Zapfen bei mittlerer Hitze, bis sie goldbraun sind. Heiß mit Minz-Chutney servieren

Zwiebel Bhajia

(Zwiebelringe)

Gib 20

Zutaten

250g/9oz Besan*

4 große Zwiebeln, in dünne Scheiben geschnitten

Nach Geschmack salzen

½ Teelöffel Kurkuma

5 fl oz/150 ml Wasser

Raffiniertes Pflanzenöl zum Braten

Methode

- Besan, Zwiebeln, Salz und Kurkuma mischen. Fügen Sie das Wasser hinzu und mischen Sie gut.
- Das Öl in einer Pfanne erhitzen. Löffelweise von der Mischung dazugeben und goldbraun braten. Auf Küchenpapier abtropfen lassen und heiß servieren.

Bagani Murgh

(Huhn mit Cashewkernpaste)

Gib 12

Zutaten

500 g Hühnchen ohne Knochen, gewürfelt

1 kleine Zwiebel, in Scheiben geschnitten

1 Tomate, in Scheiben geschnitten

1 Gurke, in Scheiben geschnitten

1 Teelöffel Ingwerpaste

1 Teelöffel Knoblauchpaste

2 grüne Chilischoten, fein gehackt

10 g/¼ oz Minzblätter, gemahlen

10 g Korianderblätter, gemahlen

Nach Geschmack salzen

Für die Marinade:

6-7 Cashewnüsse, zu einer Paste gemahlen

2 Esslöffel flüssige Sahne

Methode

- Die Zutaten für die Marinade miteinander vermischen. Marinieren Sie das Huhn mit dieser Mischung für 4 bis 5 Stunden.

- Aufspießen und auf einem Holzkohlegrill garen, gelegentlich wenden.

- Mit Zwiebel, Tomate und Gurke garnieren. Heiß servieren.

Kartoffel-Tikki

(Kartoffelpfannkuchen)

Gib 12

Zutaten

4 große Kartoffeln, gekocht und püriert

1 Teelöffel Ingwerpaste

1 Teelöffel Knoblauchpaste

Saft von 1 Zitrone

1 große Zwiebel, fein gehackt

25 g/min Korianderblätter, gehackt

¼ TL Chilipulver

Nach Geschmack salzen

2 Esslöffel Reismehl

3 Esslöffel raffiniertes Pflanzenöl

Methode

- Kartoffeln mit Ingwerpaste, Knoblauchpaste, Zitronensaft, Zwiebel, Korianderblätter, Chilipulver und Salz mischen. Gut durchkneten. Zu Patties formen.

- Die Patties mit Reismehl bestreuen.

- Das Öl in einer Pfanne erhitzen. Braten Sie die Patties bei mittlerer Hitze, bis sie goldbraun sind. Abgießen und heiß mit Minz-Chutney servieren.

Batata Vada

(gebratener Kartoffelknödel)

Gibt 12-14

Zutaten

1 Teelöffel raffiniertes Pflanzenöl plus etwas mehr zum Braten

½ Teelöffel Senfkörner

½ Teelöffel Urad Dhal*

½ Teelöffel Kurkuma

5 Kartoffeln, gekocht und püriert

Nach Geschmack salzen

Saft von 1 Zitrone

250g/9oz Besan*

Prise Asafoetida

120ml Wasser

Methode

- 1 EL Öl in einer Pfanne erhitzen. Senfkörner, Urad Dhal und Kurkuma dazugeben. Lassen Sie sie 15 Sekunden lang spucken.

- Gießen Sie es über die Kartoffeln. Fügen Sie auch Salz und Zitronensaft hinzu. Gut mischen.

- Kartoffelmasse in walnussgroße Bällchen teilen. Zur Seite legen.

- Mischen Sie Besan, Asafoetida, Salz und Wasser, um die Paste herzustellen.

- Restliches Öl in einer Pfanne erhitzen. Kartoffelknödel in den Teig tauchen und goldbraun braten. Abgießen und mit Minz-Chutney servieren.

Mini-Hähnchenspieße

Zutaten

350 g Hühnchen, zerkleinert

125g/4½oz Besan*

1 große Zwiebel, fein gehackt

½ Teelöffel Ingwerpaste

½ Teelöffel Knoblauchpaste

1 TL Zitronensaft

¼ TL grünes Kardamompulver

1 Esslöffel gehackte Korianderblätter

Nach Geschmack salzen

1 Esslöffel Sesam

Methode

- Alle Zutaten bis auf den Sesam vermischen.
- Teilen Sie die Mischung in kleine Kugeln und bestreuen Sie sie mit Sesam.
- Bei 190°C (375°F, Gasstufe 5) 25 Minuten backen. Heiß mit Minz-Chutney servieren.

Linsenfrikadelle

Gib 12

Zutaten

2 Esslöffel raffiniertes Pflanzenöl plus etwas mehr zum flachen Braten

2 kleine Zwiebeln, fein gehackt

2 Karotten, fein gehackt

600g/1lb 5oz Masoor Dhal*

500 ml Wasser

2 Esslöffel gemahlener Koriander

Nach Geschmack salzen

25 g/min Korianderblätter, gehackt

100 g Semmelbrösel

2 Esslöffel einfaches weißes Mehl

1 geschlagenes Ei

Methode

- 1 Esslöffel Öl in einer Pfanne erhitzen. Zwiebeln und Karotten hinzugeben und bei mittlerer Hitze 2-3 Minuten unter häufigem Rühren anbraten. Fügen Sie Masoor Dhal, Wasser, gemahlenen Koriander und Salz hinzu. 30 Minuten köcheln lassen, dabei umrühren.

- Die Korianderblätter und die Hälfte der Semmelbrösel dazugeben. Gut mischen.

- Zu einer Wurst formen und mit Mehl bestäuben. Die Frikadellen in das verquirlte Ei tauchen und in den restlichen Semmelbröseln wälzen. Zur Seite legen.

- Restliches Öl erhitzen. Frikadellen goldbraun braten, dabei einmal wenden. Heiß mit einem grünen Kokosnuss-Chutney servieren.

nahrhafte poha

Zutaten

1 Esslöffel raffiniertes Pflanzenöl

125 g Erdnüsse

1 Zwiebel, fein gehackt

TL Kurkuma

Nach Geschmack salzen

1 Kartoffel, gekocht und gehackt

200g/7oz poha*, 5 Minuten eingeweicht und abgetropft

1 TL Zitronensaft

1 Esslöffel gehackte Korianderblätter

Methode

- Das Öl in einem Topf erhitzen. Erdnüsse, Zwiebel, Kurkuma und Salz bei mittlerer Hitze 2-3 Minuten anschwitzen.
- Kartoffeln und Poha hinzufügen. Bei schwacher Hitze unter Rühren braten, bis die Mischung glatt ist.
- Mit Zitronensaft und Korianderblättern garnieren. Heiß servieren.

Übliche Bohnen

(Bohnen in scharfer Soße)

Für 4 Personen

Zutaten

300 g Masoor Dhal*, 20 Minuten in heißem Wasser eingeweicht

TL Kurkuma

Nach Geschmack salzen

50 g grüne Bohnen, fein gehackt

240 ml Wasser

1 Esslöffel raffiniertes Pflanzenöl

TL Senfkörner

Ein paar Curryblätter

Nach Geschmack salzen

Methode

- Mischen Sie Dhal, Kurkuma und Salz zusammen. Zu einer groben Paste zermahlen.

- 20-25 Minuten dämpfen. 20 Minuten abkühlen lassen. Die Mischung mit den Fingern zerkrümeln. Zur Seite legen.

- Die grünen Bohnen mit Wasser und etwas Salz in einem Topf bei mittlerer Hitze weich kochen. Zur Seite legen.

- Das Öl in einem Topf erhitzen. Die Senfkörner hinzufügen. Lassen Sie sie 15 Sekunden lang spucken. Curryblätter und zerkrümeltes Dhal dazugeben.

- Etwa 3-4 Minuten bei mittlerer Hitze anbraten, bis sie weich sind. Die gekochten Bohnen hinzugeben und gut vermischen. Heiß servieren.

Brot Chutney Pakoda

Für 4 Personen

Zutaten

250g/9oz Besan*

5 fl oz/150 ml Wasser

½ Teelöffel Ajowansamen

125 g Minz-Chutney

12 Scheiben Brot

Raffiniertes Pflanzenöl zum Braten

Methode

- Mischen Sie die Besan mit dem Wasser, um einen Teig mit der Konsistenz einer Pfannkuchenmischung zu erhalten. Die Ajowansamen hinzufügen und leicht verquirlen. Zur Seite legen.

- Das Minz-Chutney auf einer Brotscheibe verteilen und eine weitere darüber legen. Wiederholen Sie dies für alle Brotscheiben. Schneiden Sie sie diagonal in zwei Hälften.

- Das Öl in einer Pfanne erhitzen. Sandwiches in den Teig tauchen und bei mittlerer Hitze goldbraun braten. Heiß mit Ketchup servieren.

Methi Khakra Genuss

(Bockshornklee-Snack)

Gibt 16

Zutaten

50 g frische Bockshornkleeblätter, fein gehackt

300 g Vollkornmehl

1 Teelöffel Chilipulver

TL Kurkuma

½ Teelöffel gemahlener Koriander

1 Esslöffel raffiniertes Pflanzenöl

Nach Geschmack salzen

120ml Wasser

Methode

- Mischen Sie alle Zutaten zusammen. Zu einem weichen aber festen Teig kneten.
- Den Teig in 16 zitronengroße Kugeln teilen. Zu sehr dünnen Scheiben ausrollen.
- Eine flache Pfanne erhitzen. Legen Sie die Scheiben auf eine flache Pfanne und kochen Sie sie, bis sie knusprig sind. Wiederholen Sie für die andere Seite. in einem luftdichten Behälter aufbewahren.

Grünes Schnitzel

Zutaten

200 g Spinat, fein gehackt

4 Kartoffeln, gekocht und püriert

200 g Mung-Dhal*, gekocht und püriert

25 g/min Korianderblätter, gehackt

2 grüne Chilischoten, fein gehackt

1 Teelöffel Garam Masala

1 große Zwiebel, fein gehackt

Nach Geschmack salzen

1 Teelöffel Knoblauchpaste

1 Teelöffel Ingwerpaste

Raffiniertes Pflanzenöl zum Braten

250 g Semmelbrösel

Methode

- Spinat und Kartoffeln mischen. Mung Dhal, Korianderblätter, grüne Chilischoten, Garam Masala, Zwiebel, Salz, Knoblauchpaste und Ingwerpaste hinzufügen. Gut durchkneten.

- Masse in walnussgroße Portionen teilen und jeweils zu Schnitzeln formen.

- Das Öl in einer Pfanne erhitzen. Schnitzel in Paniermehl wenden und goldbraun braten. Heiß servieren.

Handvo

(herzhafter Grießkuchen)

Für 4 Personen

Zutaten

100 g Grieß

125g/4½oz Besan*

200 g Joghurt

25 g Flaschenkürbis, gerieben

1 Karotte, gerieben

25 g kleine grüne Erbsen

½ Teelöffel Kurkuma

½ Teelöffel Chilipulver

½ Teelöffel Ingwerpaste

½ Teelöffel Knoblauchpaste

1 grüne Chili, fein gehackt

Nach Geschmack salzen

Prise Asafoetida

½ Teelöffel Natron

4 Esslöffel raffiniertes Pflanzenöl

TL Senfkörner

½ Teelöffel Sesam

Methode

- Grieß, Besan und Joghurt in einem Topf mischen. Den geriebenen Flaschenkürbis sowie die Karotten und Erbsen dazugeben.

- Fügen Sie Kurkuma, Chilipulver, Ingwerpaste, Knoblauchpaste, grüne Chili, Salz und Asafoetida hinzu, um die Paste herzustellen. Es sollte die Konsistenz von Kuchenteig haben. Andernfalls fügen Sie ein paar Esslöffel Wasser hinzu.

- Natron hinzufügen und gut vermischen. Zur Seite legen.

- Das Öl in einem Topf erhitzen. Senf und Sesam hinzufügen. Lassen Sie sie 15 Sekunden lang spucken.

- Gießen Sie den Teig in die Pfanne. Mit einem Deckel abdecken und bei schwacher Hitze 10-12 Minuten garen.

- Decken Sie den ausgehärteten Teig ab und wenden Sie ihn vorsichtig mit einem Spatel. Wieder zudecken und bei schwacher Hitze weitere 15 Minuten garen.

- Mit einer Gabel einstechen, um zu prüfen, ob es fertig ist. Wenn sie gekocht wird, kommt die Gabel sauber heraus. Heiß servieren.

Malai Koftas

(Knödel mit süßer Soße)

Für 4 Personen

Zutaten

2,5 cm Zimt

6 grüne Kardamomkapseln

¼ TL gemahlene Muskatnuss

6 Nelken

3 Teelöffel frisch gemahlener weißer Pfeffer

3,5 cm Ingwerwurzel, gerieben

½ Teelöffel Kurkuma

2 Knoblauchzehen, zerdrückt

2½ Teelöffel Zucker

Nach Geschmack salzen

120ml Wasser

3 Esslöffel Ghee

360 ml Milch

120 ml/4 fl oz flüssige Sahne

1 Esslöffel Cheddar-Käse, gerieben

1 EL Korianderblätter, fein gehackt

Für die Koftas:

50 g Khoya*

Paniert 50g/1¾oz*

4 große Kartoffeln, gekocht und püriert

4-5 grüne Chilischoten, fein gehackt

1 cm/½ in Ingwerwurzel, gerieben

1 Teelöffel Koriander, gehackt

½ Teelöffel Kreuzkümmel

Nach Geschmack salzen

20 g Rosinen

20 g Cashewnüsse

Methode

- Für die Koftas alle Kofta-Zutaten bis auf die Rosinen und Cashewnüsse zu einem weichen Teig verkneten.

- Teilen Sie diesen Teig in walnussgroße Kugeln. Drücken Sie 2-3 Rosinen und Cashewnüsse in die Mitte jeder Kugel.

- Backen Sie die Kugeln im Ofen bei 200°C (400°F/Thermostat 6) für 5 Minuten. Legen Sie sie beiseite.

- Für die Sauce Zimt, Kardamom, Muskatnuss und Nelken in einer Pfanne bei schwacher Hitze 1 Minute trocken rösten. Mahlen und beiseite stellen.

- Pfeffer, Ingwer, Kurkuma, Knoblauch, Zucker und Salz mit dem Wasser mahlen. Zur Seite legen.

- Ghee in einem Topf erhitzen. Die Zimt-Kardamom-Mischung hinzugeben. Saute es bei mittlerer Hitze für eine Minute.

- Die Pfeffer-Ingwer-Mischung dazugeben. 5 bis 7 Minuten braten, gelegentlich umrühren.

- Milch und Sahne zugeben. 15 Minuten köcheln lassen, gelegentlich umrühren.

- Legen Sie die warmen Köfte in eine Auflaufform.

- Die Sauce über die Köfte gießen und mit Käse und Korianderblättern garnieren. Heiß servieren.

- Nachdem Sie die Soße über die Koftas gegossen haben, backen Sie sie alternativ 5 Minuten lang in einem vorgeheizten Ofen bei 200 °C (400 °F, Gasstufe 6). Mit Käse und Korianderblättern garnieren. Heiß servieren.

Aloo Palak

(Ofenkartoffeln mit Spinat)

Für 6 Personen

Zutaten

300 g Spinat, gehackt und gedünstet

2 grüne Chilis, längs geschnitten

4 Esslöffel Ghee

2 große Kartoffeln, gekocht und gewürfelt

½ Teelöffel Kreuzkümmel

2,5 cm Ingwerwurzel, Julienne

2 große Zwiebeln, fein gehackt

3 Tomaten, fein gehackt

1 Teelöffel Chilipulver

½ Teelöffel gemahlener Zimt

½ Teelöffel gemahlene Nelken

TL Kurkuma

½ Teelöffel Garam Masala

½ Teelöffel Vollkornmehl

1 TL Zitronensaft

Nach Geschmack salzen

½ Esslöffel Butter

Große Prise Asafoetida

Methode

- Den Spinat mit den grünen Chilis in einem Mixer grob mahlen. Zur Seite legen.
- Ghee in einem Topf erhitzen. Kartoffeln zugeben und bei mittlerer Hitze braten, bis sie leicht gebräunt und knusprig sind. Lassen Sie sie abtropfen und stellen Sie sie beiseite.
- In das gleiche Ghee die Kreuzkümmelsamen geben. Lassen Sie sie 15 Sekunden lang spucken.
- Ingwer und Zwiebeln hinzufügen. Braten Sie sie bei mittlerer Hitze für 2-3 Minuten.
- Fügen Sie die restlichen Zutaten außer der Butter und dem Asafoetida hinzu. Kochen Sie die Mischung bei mittlerer Hitze für 3-4 Minuten und rühren Sie regelmäßig um.
- Spinat und Kartoffeln zugeben. Gut mischen und 2-3 Minuten köcheln lassen. Die Mischung beiseite stellen.
- Butter in einem kleinen Topf erhitzen. Fügen Sie Asafötida hinzu. Lassen Sie es für 5 Sekunden spucken.
- Gießen Sie diese Mischung sofort über den Aloo Palak. Vorsichtig mischen. Heiß servieren.

ANMERKUNG:*Sie können die Kartoffeln durch frische Erbsen oder Maiskörner ersetzen.*

Dum ka Karela

(Bitterkürbis langsam gekocht)

Für 4 Personen

Zutaten

12 bittere Kürbisse*

Nach Geschmack salzen

500 ml Wasser

1 Teelöffel Kurkuma

1 Teelöffel Ingwerpaste

1 Teelöffel Knoblauchpaste

Butter zum Bestreichen und Einfetten

Für die Füllung:

1 Esslöffel frische Kokosnuss, gehackt

60 g Erdnüsse

1 Esslöffel Sesam

1 Teelöffel Kreuzkümmel

2 große Zwiebeln

2,5 cm Ingwerwurzel, Julienne

2 Teelöffel Jaggery*, gerieben

1½ Teelöffel gemahlener Koriander

1 Teelöffel Chilipulver

Nach Geschmack salzen

Paniert 150g/5½oz*, gerieben

Für die Würze:

3 Esslöffel raffiniertes Pflanzenöl

10 Curryblätter

½ Teelöffel Kreuzkümmel

½ Teelöffel Senfkörner

TL Bockshornkleesamen

Methode

- Schneiden Sie die Bitterkürbisse einmal der Länge nach ein und achten Sie darauf, dass die Böden intakt bleiben. Samen sie. Reiben Sie sie mit Salz ein und lassen Sie sie 1 Stunde einwirken.

- Wasser mit Kurkuma, Ingwerpaste, Knoblauchpaste und etwas Salz in einem Topf verrühren und bei mittlerer Hitze 5-7 Minuten kochen. Bittere Kürbisse zugeben. Kochen, bis sie weich sind. Abgießen und aufbewahren.

- Für die Füllung alle Zutaten der Füllung bis auf den Paneer trocken rösten. Mischen Sie die trocken geröstete Mischung mit 60 ml Wasser. Zu einer feinen Paste zermahlen.

- Fügen Sie das Bedienfeld hinzu. Mischen Sie es gründlich mit dem gemahlenen Teig. Zur Seite legen.

- Das Öl in einer Pfanne erhitzen. Fügen Sie die Gewürzzutaten hinzu. Lassen Sie sie 15 Sekunden lang spucken.
- Gießen Sie es über die Füllmischung. Gut mischen. Teilen Sie die Füllung in 12 gleiche Portionen.
- Füllen Sie eine Portion in jeden bitteren Kürbis. Mit der gefüllten Seite nach oben auf ein gefettetes Backblech legen. In ein Blatt Alufolie ein paar Löcher stechen und die Schale damit verschließen.
- Die bitteren Kürbisse im Backofen bei 140°C (275°F, Thermostat 1) 30 Minuten lang backen und dabei regelmäßig begießen. Heiß servieren.

Curry Navratna

(Reiche Gemüsemischung Curry)

Für 4 Personen

Zutaten

100 g grüne Bohnen

2 große Karotten

100 g Blumenkohl

200 g Erbsen

360 ml/12 floz Wasser

4 Esslöffel Ghee plus extra zum Braten

2 Kartoffeln, gehackt

Paniert 150g/5½oz*, in Stücke schneiden

2 Tomaten, püriert

2 große grüne Paprikaschoten, in lange Streifen geschnitten

150 g Cashewnüsse

250 g Rosinen

2 Teelöffel Zucker

Nach Geschmack salzen

200 g Joghurt, geschlagen

2 Scheiben Ananas, gehackt

einige Kirschen

Für die Gewürzmischung:

6 Knoblauchzehen

2 grüne Paprika

4 getrocknete Paprika

2,5 cm Ingwerwurzel

2 Teelöffel Koriandersamen

1 Teelöffel Kreuzkümmel

1 Teelöffel Schwarzkümmelsamen

3 grüne Kardamomkapseln

Methode

- Grüne Bohnen, Karotten und Blumenkohl würfeln. Mischen Sie sie mit den Erbsen und dem Wasser. Kochen Sie diese Mischung in einem Topf bei mittlerer Hitze für 7-8 Minuten. Zur Seite legen.
- Das Ghee zum Braten in einer Pfanne erhitzen. Kartoffeln und Paneer zugeben. Braten Sie sie bei mittlerer Hitze, bis sie goldbraun sind. Lassen Sie sie abtropfen und stellen Sie sie beiseite.
- Alle Zutaten für die Gewürzmischung zu einer Paste vermahlen. Zur Seite legen.
- 4 Esslöffel Ghee in einer Pfanne erhitzen. Fügen Sie die Gewürzpaste hinzu. Bei mittlerer Hitze 1-2 Minuten unter ständigem Rühren braten.

- Tomatenpüree, Paprika, Cashewnüsse, Rosinen, Zucker und Salz hinzugeben. Gut mischen.
- Fügen Sie gekochtes Gemüse, gebratenen Paneer und Kartoffeln und Joghurt hinzu. Rühren, bis der Joghurt und das Tomatenpüree die restlichen Zutaten bedecken. 10-15 Minuten köcheln lassen.
- Navratna-Curry mit Ananasscheiben und Kirschen dekorieren. Heiß servieren.

Kofta aus gemischtem Gemüse mit Tomatencurry

Zutaten

Für die Kofta:

125 g gefrorener Mais

125 g gefrorene Erbsen

60 g grüne Bohnen, gehackt

60 g Karotten, fein gehackt

375g/13oz Besan*

½ Teelöffel Chilipulver

Prise Kurkuma

1 Teelöffel Amchor*

1 TL gemahlener Koriander

½ Teelöffel gemahlener Kreuzkümmel

Nach Geschmack salzen

Raffiniertes Pflanzenöl zum Braten

Für das Curry:

4 Tomaten, fein gehackt

2 Teelöffel Tomatenpüree

1 Teelöffel gemahlener Ingwer

½ Teelöffel Chilipulver

TL Zucker

¼ Teelöffel gemahlener Zimt

2 Nelken

Nach Geschmack salzen

1 Esslöffel Semmelbrösel*, gerieben

25 g/kleine Korianderblätter, fein gehackt

Methode

- Für die Kofta Mais, Erbsen, grüne Bohnen und Karotten in einem Topf mischen. Kochen Sie die Mischung.
- Die gedämpfte Mischung mit den anderen Kofta-Zutaten, außer dem Öl, zu einem weichen Teig kneten. Den Teig in zitronengroße Kugeln teilen.
- Das Öl in einer Pfanne erhitzen. Fügen Sie die Kofta-Kugeln hinzu. Braten Sie sie bei mittlerer Hitze, bis sie goldbraun sind. Koftas abtropfen lassen und beiseite stellen.
- Für das Curry alle Curry-Zutaten, außer Paneer und Korianderblätter, in einem Topf vermengen.
- Kochen Sie diese Mischung 15 Minuten lang bei mittlerer Hitze und rühren Sie häufig um.
- Fügen Sie die Koftas 15 Minuten vor dem Servieren vorsichtig zum Curry hinzu.

- Mit Paneer und Korianderblättern garnieren. Heiß servieren.

Muthias in weißer Soße

(Paneer-Bockshornklee-Knödel mit weißer Soße)

Für 4 Personen

Zutaten

1 Esslöffel Cashewnüsse

1 Esslöffel leicht geröstete Erdnüsse

1 Scheibe Weißbrot

1 mittelgroße Zwiebel, fein gehackt

2,5 cm Ingwerwurzel

3 grüne Paprika

1 Teelöffel Mohn in 2 Esslöffel Milch für 1 Stunde eingeweicht

2 Esslöffel Ghee

240 ml Milch

1 Teelöffel Puderzucker

Prise gemahlener Zimt

Prise gemahlene Nelken

120 ml/4 fl oz flüssige Sahne

Nach Geschmack salzen

200 g Joghurt

Für die Muthias:

300g/10oz*, zerfallen

1 Esslöffel fein gehackte Bockshornkleeblätter

1 Esslöffel einfaches weißes Mehl

Nach Geschmack salzen

Chilipulver nach Geschmack

Ghee zum Braten

Methode

- Alle Muthia-Zutaten außer Ghee zu einem weichen Teig verkneten. Den Teig in walnussgroße Kugeln teilen.
- Ghee in einer Pfanne erhitzen. Die Kugeln hinzugeben und bei mittlerer Hitze goldbraun braten. Zur Seite legen.
- Cashewnüsse, geröstete Erdnüsse und Brot zusammen mit ausreichend Wasser zu einer Paste mahlen. Die Mischung beiseite stellen.
- Zwiebel, Ingwer, Chilischoten und Mohn zusammen mit ausreichend Wasser zu einer Paste mahlen. Die Mischung beiseite stellen.

- Ghee in einer Pfanne erhitzen. Die Zwiebel-Ingwer-Mischung dazugeben. Braten, bis es braun wird.
- Alle restlichen Zutaten und die Cashew-Erdnuss-Paste dazugeben. Gut mischen. 15 Minuten köcheln lassen, dabei häufig umrühren.
- Fügen Sie die Muthien hinzu. Vorsichtig mischen. Heiß servieren.

Braunes Curry

Für 4 Personen

Zutaten

2 grüne Kardamomkapseln

2 Nelken

2 schwarze Pfefferkörner

1 cm/½ in Zimt

1 Lorbeerblatt

2 getrocknete Paprika

1 TL Vollkornmehl

2 Esslöffel raffiniertes Pflanzenöl

1 große Zwiebel, in Scheiben geschnitten

1 Teelöffel Kreuzkümmel

Prise Asafoetida

1 große grüne Paprika, in Julienne geschnitten

2,5 cm Ingwerwurzel, Julienne

4 Knoblauchzehen, zerdrückt

½ Teelöffel Chilipulver

TL Kurkuma

1 TL gemahlener Koriander

2 große Tomaten, fein gehackt

1 Esslöffel Tamarindenpaste

Nach Geschmack salzen

1 EL Korianderblätter, fein gehackt

Methode

- Kardamom, Nelken, Pfefferkörner, Zimt, Lorbeerblatt und Chilischoten zu einem feinen Pulver mahlen. Zur Seite legen.
- Toastmehl unter ständigem Rühren rosa trocknen. Zur Seite legen.
- Das Öl in einem Topf erhitzen. Fügen Sie die Zwiebel hinzu. Bei mittlerer Hitze braten, bis es braun wird. Abgießen und zu einer feinen Paste mahlen. Zur Seite legen.
- Das gleiche Öl erhitzen und die Kreuzkümmelsamen hinzufügen. Lassen Sie sie 15 Sekunden lang spucken.
- Asafoetida, grüne Paprika, Ingwer und Knoblauch hinzufügen. Eine Minute anbraten.
- Die restlichen Zutaten außer den Korianderblättern hinzugeben. Gut mischen.
- Fügen Sie die gemahlene Kardamom-Nelken-Mischung, das trocken geröstete Mehl und die Zwiebelpaste hinzu. Gut mischen.
- 10-15 Minuten köcheln lassen.
- Mit Korianderblättern dekorieren. Heiß servieren.

ANMERKUNG:*Dieses Curry passt gut zu Gemüse wie Babykartoffeln in der Schale, Erbsen und sautierten Auberginenstücken.*

Diamant-Curry

Zutaten

2-3 Esslöffel raffiniertes Pflanzenöl

2 große Zwiebeln, zu einer Paste reduziert

1 Teelöffel Ingwerpaste

1 Teelöffel Knoblauchpaste

2 große Tomaten, püriert

1-2 grüne Chilischoten

½ Teelöffel Kurkuma

1 Esslöffel gemahlener Kreuzkümmel

½ Teelöffel Garam Masala

½ Teelöffel Zucker

Nach Geschmack salzen

250 ml Wasser

Für Diamanten:

250g/9oz Besan*

200ml Wasser

1 Esslöffel raffiniertes Pflanzenöl

1 Prise Asafoetida

½ Teelöffel Kreuzkümmel

25 g/kleine Korianderblätter, fein gehackt

2 grüne Chilischoten, fein gehackt

Nach Geschmack salzen

Methode

- Für die Sauce das Öl in einem Topf erhitzen. Fügen Sie die Zwiebelpaste hinzu. Den Teig bei mittlerer Hitze braten, bis er glasig wird.
- Ingwerpaste und Knoblauchpaste hinzufügen. Eine Minute braten.
- Fügen Sie die restlichen Zutaten hinzu, mit Ausnahme der Diamant-Zutaten. Gut mischen. Mit einem Deckel abdecken und die Mischung 5-7 Minuten köcheln lassen. Die Soße beiseite stellen.
- Um die Lutschtabletten herzustellen, mischen Sie die Besan gründlich mit Wasser, um eine dicke Paste zu bilden. Klumpenbildung vermeiden. Zur Seite legen.
- Das Öl in einem Topf erhitzen. Asafoetida und Kreuzkümmel hinzufügen. Lassen Sie sie 15 Sekunden lang spucken.
- Besanpaste und alle restlichen Diamantzutaten hinzufügen. Bei mittlerer Hitze ständig umrühren, bis die Mischung die Seiten der Pfanne verlässt.
- Ein 15 × 35 cm großes Antihaft-Backblech mit Butter bestreichen. Den Teig hineingeben und mit einem Palettenmesser glatt streichen. 20 Minuten stehen lassen. In Diamanten geschnitten.
- Die Diamanten in die Sauce geben. Heiß servieren.

Gemüseeintopf

Für 4 Personen

Zutaten

1 Esslöffel einfaches weißes Mehl

3 Esslöffel raffiniertes Pflanzenöl

4 Nelken

2,5 cm Zimt

2 grüne Kardamomkapseln

1 kleine Zwiebel, gewürfelt

1 cm Ingwerwurzel, gehackt

2 bis 5 grüne Chilis, längs geschnitten

10 Curryblätter

150 g gefrorenes Mischgemüse

600 ml Kokosmilch

Nach Geschmack salzen

1 Esslöffel Essig

1 Teelöffel gemahlener schwarzer Pfeffer

1 TL Senfkörner

1 Schalotte, gehackt

Methode

- Mischen Sie das Mehl mit genügend Wasser, um eine dicke Paste zu bilden. Zur Seite legen.
- 2 EL Öl in einem Topf erhitzen. Nelken, Zimt und Kardamom hinzugeben. Lassen Sie sie 30 Sekunden lang spucken.
- Zwiebel, Ingwer, Chilischoten und Curryblätter dazugeben. Sautieren Sie die Mischung bei mittlerer Hitze für 2-3 Minuten.
- Gemüse, Kokosmilch und Salz hinzugeben. 2-3 Minuten rühren.
- Fügen Sie die Mehlpaste hinzu. 5 bis 7 Minuten kochen, dabei ständig umrühren.
- Fügen Sie den Essig hinzu. Gut mischen. Noch eine Minute köcheln lassen. Den Eintopf beiseite stellen.
- Restliches Öl in einem Topf erhitzen. Pfeffer, Senfkörner und Schalotte zugeben. 1 Minute braten.
- Gießen Sie diese Mischung über den Eintopf. Heiß servieren.

Pilz-Erbsen-Curry

Für 4 Personen

Zutaten

2 grüne Paprika

1 EL Mohn

2 grüne Kardamomkapseln

1 Esslöffel Cashewnüsse

1 cm Ingwerwurzel

½ Esslöffel Ghee

1 große Zwiebel, fein gehackt

4 Knoblauchzehen, fein gehackt

400 g Champignons, in Scheiben geschnitten

200 g Dosenerbsen

Nach Geschmack salzen

1 Esslöffel Joghurt

1 Esslöffel flüssige Sahne

10 g/¼ oz Korianderblätter, fein gehackt

Methode

- Mahlen Sie die grünen Chilis, Mohn, Kardamom, Cashewnüsse und Ingwer zu einer dicken Paste. Zur Seite legen.

- Ghee in einem Topf erhitzen. Fügen Sie die Zwiebel hinzu. Bei mittlerer Hitze braten, bis sie glasig sind.

- Fügen Sie den Knoblauch und die gemahlene grüne Paprika-Mohn-Mischung hinzu. 5-7 Minuten anbraten.

- Pilze und Erbsen zugeben. 3-4 Minuten anbraten.

- Salz, Joghurt und Sahne zugeben. Gut mischen. 5 bis 7 Minuten köcheln lassen, gelegentlich umrühren.

- Mit Korianderblättern dekorieren. Heiß servieren.

Navratan Korma

(scharfes gemischtes Gemüse)

Für 4 Personen

Zutaten

1 Teelöffel Kreuzkümmel

2 Teelöffel Mohn

3 grüne Kardamomkapseln

1 große Zwiebel, fein gehackt

25 g/Bit 1 Unze Kokosnuss, gerieben

3 grüne Chilis, längs geschnitten

3 Esslöffel Ghee

15 Cashewnüsse

3 Esslöffel Butter

400 g Dosenerbsen

2 Karotten, gekocht und gehackt

1 kleiner Apfel, fein gehackt

2 Scheiben Ananas, fein gehackt

Joghurt 125g/4½oz

60 ml flüssige Sahne

120 ml Tomatenketchup

20 Rosinen

Nach Geschmack salzen

1 Esslöffel Cheddar-Käse, gerieben

1 EL Korianderblätter, fein gehackt

2 kandierte Kirschen

Methode

- Kreuzkümmelsamen und Mohnsamen zusammen zu einem feinen Pulver mahlen. Zur Seite legen.
- Mahlen Sie den Kardamom, die Zwiebel, die Kokosnuss und die grünen Chilis zusammen zu einer dicken Paste. Zur Seite legen.
- Ghee erhitzen. Die Cashewnüsse hinzufügen. Braten Sie sie bei mittlerer Hitze, bis sie goldbraun sind. Lassen Sie sie ab und legen Sie sie beiseite. Werfen Sie das Ghee nicht weg.
- Die Butter zum Ghee geben und die Mischung eine Minute lang erhitzen, dabei gut umrühren.
- Die Kardamom-Zwiebel-Mischung dazugeben. Bei mittlerer Hitze 2 Minuten dünsten.
- Erbsen, Karotten, Apfel und Ananas hinzugeben. Sautieren Sie die Mischung für 5-6 Minuten.
- Kümmel-Mohn-Mischung zugeben. Bei schwacher Hitze eine weitere Minute kochen.
- Joghurt, Sahne, Ketchup, Rosinen und Salz hinzufügen. Rühren Sie die Mischung bei schwacher Hitze für 7-8 Minuten.

- Korma mit Käse, Korianderblättern, Kirschen und frittierten Cashewnüssen garnieren. Heiß servieren.

Sindhi Sai Bhaji*

(Sindhi Scharfes Gemüse)

Für 4 Personen

Zutaten

3 Esslöffel raffiniertes Pflanzenöl

1 große Zwiebel, gehackt

3 grüne Chilis, längs geschnitten

6 Knoblauchzehen, fein gehackt

1 Karotte, fein gehackt

1 große grüne Paprika, fein gehackt

1 kleiner Kohl, fein gehackt

1 große Kartoffel, fein gehackt

1 Aubergine, fein gehackt

100 g Okraschoten, gehackt

100 g grüne Bohnen, fein gehackt

150 g Blattspinat, fein gehackt

100 g fein gehackte Korianderblätter

300 g Masoor Dhal*, 30 Minuten eingeweicht und abgetropft

150 g Mung-Dhal*, 30 Minuten eingeweicht und abgetropft

750 ml/1¼ Liter Wasser

1 Teelöffel Chilipulver

1 TL gemahlener Koriander

½ Teelöffel Kurkuma

1 Teelöffel Salz

1 Tomate

½ Esslöffel Ghee

Prise Asafoetida

Methode

- Das Öl in einem großen Topf erhitzen. Fügen Sie die Zwiebel hinzu. Bei mittlerer Hitze braten, bis sie glasig sind.
- Fügen Sie grüne Paprika und Knoblauch hinzu. Braten Sie eine weitere Minute.
- Fügen Sie alle restlichen Zutaten außer Tomaten, Ghee und Asafoetida hinzu. Gut mischen. Mit einem Deckel abdecken und bei schwacher Hitze 10 Minuten kochen, dabei regelmäßig umrühren.
- Die ganze Tomate auf die Gemüsemischung legen, wieder zudecken und die Mischung 30 Minuten weitergaren.
- Vom Herd nehmen und den Inhalt grob mischen. Legen Sie das Bhaji beiseite.
- Ghee in einem Topf erhitzen. Fügen Sie Asafötida hinzu. Lassen Sie es für 10 Sekunden spucken. Direkt über das Bhaji gießen. Rühren Sie die Mischung sorgfältig um. Heiß servieren.

Nawabi Rote Bete

(reiche Rübe)

Für 4 Personen

Zutaten

500 g mittelgroße Rote Bete, geschält

Joghurt 125g/4½oz

120 ml/4 fl oz flüssige Sahne

Nach Geschmack salzen

2,5 cm Ingwerwurzel, Julienne

100 g frische Erbsen

1 Esslöffel Zitronensaft

1 Esslöffel raffiniertes Pflanzenöl

2 Esslöffel Butter

1 große Zwiebel, gerieben

6 Knoblauchzehen, zerdrückt

1 Teelöffel Chilipulver

Prise Kurkuma

1 Teelöffel Garam Masala

250 g Cheddar-Käse, gerieben

50 g fein gehackte Korianderblätter

Methode

- Die Rüben entkernen. Werfen Sie die ausgehöhlten Teile nicht weg. Zur Seite legen.
- Mischen Sie 2 Esslöffel Joghurt, 2 Esslöffel Sahne und Salz.
- Die ausgehöhlten Rüben in diese Mischung geben, um sie gut zu beschichten.
- Diese Rüben bei mittlerer Hitze 5-7 Minuten dämpfen. Zur Seite legen.
- Die ausgehöhlten Rote-Bete-Portionen mit Ingwer, Erbsen, Zitronensaft und Salz mischen.
- Das Öl in einem Topf erhitzen. Die Rote-Bete-Ingwer-Mischung dazugeben. Bei mittlerer Hitze 4 bis 5 Minuten dünsten.
- Füllen Sie die gedämpften Rüben mit dieser Mischung. Zur Seite legen.
- Butter in einem Topf erhitzen. Zwiebel und Knoblauch hinzufügen. Bei mittlerer Hitze anbraten, bis die Zwiebel durchscheinend wird.
- Restliche Sahne, Chilipulver, Kurkuma und Garam Masala hinzugeben. Gut mischen. 4-5 Minuten kochen.
- Die gefüllten Rüben, den restlichen Joghurt und den Käse dazugeben. 2-3 Minuten köcheln lassen und die Korianderblätter hinzugeben. Heiß servieren.

Baghara Baingan

(Würzige und würzige Aubergine)

Für 4 Personen

Zutaten

1 Esslöffel Koriandersamen

1 EL Mohn

1 Esslöffel Sesam

½ Teelöffel Kreuzkümmel

3 getrocknete Paprika

100 g frische Kokosnuss, gerieben

3 große Zwiebeln, fein gehackt

2,5 cm Ingwerwurzel

5 Esslöffel raffiniertes Pflanzenöl

500 g Auberginen, gehackt

8 Curryblätter

½ Teelöffel Kurkuma

½ Teelöffel Chilipulver

3 grüne Chilis, längs geschnitten

8 Curryblätter

1½ TL Tamarindenpaste

250 ml Wasser

Nach Geschmack salzen

Methode

- Koriandersamen, Mohnsamen, Sesamsamen, Kreuzkümmel und rote Chilischoten 1-2 Minuten trocken rösten. Zur Seite legen.
- Kokosnuss, 1 Zwiebel und Ingwer zu einer dicken Paste mahlen. Zur Seite legen.
- Die Hälfte des Öls in einem Topf erhitzen. Fügen Sie die Auberginen hinzu. Kochen Sie sie bei mittlerer Hitze für 5 Minuten und wenden Sie sie gelegentlich. Lassen Sie sie ab und legen Sie sie beiseite.
- Restliches Öl in einem Topf erhitzen. Die Curryblätter und die restlichen Zwiebeln dazugeben. Braten Sie sie bei mittlerer Hitze an, bis die Zwiebeln braun sind.
- Fügen Sie die Kokosnusspaste hinzu. Eine Minute anbraten.
- Fügen Sie die restlichen Zutaten hinzu. Gut mischen. Bei schwacher Hitze 3-4 Minuten garen.
- Fügen Sie die Mischung aus trocken gerösteten Koriandersamen und Mohnsamen hinzu. Gut mischen. 2-3 Minuten weiterkochen.
- Fügen Sie die gebratenen Auberginen hinzu. Rühren Sie die Mischung sorgfältig um. 3-4 Minuten kochen. Heiß servieren.

Gedämpfte Karotten-Kofta

Für 4 Personen

Zutaten

2 Esslöffel raffiniertes Pflanzenöl

2 große Zwiebeln, gerieben

6 Tomaten, fein gehackt

1 Esslöffel Joghurt

1 Teelöffel Garam Masala

Für die Kofta:

2 große Karotten, gerieben

125g/4½oz Besan*

125 g Vollkornmehl

150 g/5½ oz Weizenschrot

1 Teelöffel Garam Masala

½ Teelöffel Kurkuma

1 Teelöffel Chilipulver

Teelöffel Zitronensäure

½ Teelöffel Natron

2 Teelöffel raffiniertes Pflanzenöl

Nach Geschmack salzen

Für den Teig:

3 TL Koriandersamen

1 Teelöffel Kreuzkümmel

4 schwarze Pfefferkörner

3 Nelken

5cm/2in Zimt

2 grüne Kardamomkapseln

3 Teelöffel frische Kokosnuss, gerieben

6 rote Paprika

Nach Geschmack salzen

2 Esslöffel Wasser

Methode

- Alle Kofta-Zutaten mit ausreichend Wasser zu einem weichen Teig verkneten. Den Teig in walnussgroße Kugeln teilen.
- Die Kugeln bei mittlerer Hitze 7-8 Minuten dämpfen. Zur Seite legen.
- Alle Zutaten für den Teig außer dem Wasser verrühren. Die Mischung bei mittlerer Hitze 2-3 Minuten trocken rösten.
- Fügen Sie der Mischung Wasser hinzu und mahlen Sie, um eine glatte Paste zu bilden. Zur Seite legen.
- Das Öl in einem Topf erhitzen. Geriebene Zwiebeln hinzufügen. Bei mittlerer Hitze braten, bis sie glasig werden.
- Tomaten, Joghurt, Garam Masala und gemahlenen Teig hinzugeben. Sautieren Sie die Mischung für 2-3 Minuten.
- Fügen Sie die gedämpften Kugeln hinzu. Gut mischen. Kochen Sie die Mischung bei schwacher Hitze 3-4 Minuten lang und rühren Sie in regelmäßigen Abständen um. Heiß servieren.

Dhingri Shabnam

(Paneer-Fleischbällchen gefüllt mit Pilzen)

Für 4 Personen

Zutaten

450 g Brot*

125 g weißes Mehl

60ml Wasser

Raffiniertes und extra Pflanzenöl zum Braten

TL Garam Masala

Für die Füllung:

100 g Champignons

1 TL ungesalzene Butter

8 Cashewnüsse, gehackt

16 Rosinen

2 Esslöffel Choya*

1 Esslöffel Semmelbrösel*

1 EL Korianderblätter, fein gehackt

1 grüne Chili, gehackt

Für die Soße:

2 Esslöffel raffiniertes Pflanzenöl

TL Bockshornkleesamen

1 Zwiebel, fein gehackt

1 Teelöffel Knoblauchpaste

1 Teelöffel Ingwerpaste

TL Kurkuma

7-8 Cashewnüsse, gemahlen

Joghurt 50g/1¾oz

1 große Zwiebel, zu einer Paste reduziert

750 ml/1¼ Liter Wasser

Nach Geschmack salzen

Methode

- Den Paneer und das Mehl mit 60 ml Wasser zu einem weichen Teig kneten. Den Teig in 8 Kugeln teilen. Zu Scheiben flachdrücken. Zur Seite legen.
- Zum Garnieren die Champignons in Scheiben schneiden.
- Butter in einer Pfanne erhitzen. Fügen Sie die geschnittenen Pilze hinzu. Braten Sie sie eine Minute lang bei mittlerer Hitze.
- Vom Herd nehmen und mit den restlichen Zutaten für die Füllung vermischen.
- Teilen Sie diese Mischung in 8 gleiche Portionen.
- Auf jede Scheibe Paneermehl eine Portion Füllung geben. In Beuteln versiegeln und zu Kugeln glatt streichen, um Koftas herzustellen.

- Bratöl in einer Bratpfanne erhitzen. Fügen Sie die Koftas hinzu. Braten Sie sie bei mittlerer Hitze, bis sie goldbraun sind. Lassen Sie sie ab und legen Sie sie beiseite.

- Für die Sauce 2 EL Öl in einem Topf erhitzen. Fügen Sie die Bockshornkleesamen hinzu. Lassen Sie sie 15 Sekunden lang spucken.

- Fügen Sie die Zwiebel hinzu. Bei mittlerer Hitze glasig dünsten.

- Die restlichen Saucenzutaten hinzufügen. Gut mischen. 8-10 Minuten köcheln lassen.

- Vom Herd nehmen und die Sauce durch ein Suppensieb in einen separaten Topf passieren.

- Die Koftas vorsichtig in die abgetropfte Sauce geben.

- Lassen Sie diese Mischung 5 Minuten lang köcheln und rühren Sie vorsichtig um.

- Streuen Sie das Garam Masala über das Dhingri Shabnam. Heiß servieren.

Pilz xacutti

(Würziger Curry-Pilz aus Goa)

Für 4 Personen

Zutaten

4 Esslöffel raffiniertes Pflanzenöl

3 rote Paprika

2 große Zwiebeln, fein gehackt

1 Kokosnuss, gerieben

2 Teelöffel Koriandersamen

4 schwarze Pfefferkörner

½ Teelöffel Kurkuma

1 TL Mohn

2,5 cm Zimt

2 Nelken

2 grüne Kardamomkapseln

½ Teelöffel Kreuzkümmel

½ Teelöffel Fenchelsamen

5 Knoblauchzehen, zerdrückt

Nach Geschmack salzen

2 Tomaten, fein gehackt

1 Teelöffel Tamarindenpaste

500 g Champignons, gehackt

1 EL Korianderblätter, fein gehackt

Methode

- 3 EL Öl in einem Topf erhitzen. Fügen Sie die rote Paprika hinzu. Braten Sie sie bei mittlerer Hitze 20 Sekunden lang.
- Zwiebeln und Kokos zugeben. Braten Sie die Mischung, bis sie braun wird. Zur Seite legen.
- Einen Topf erhitzen. Koriandersamen, Pfefferkörner, Kurkuma, Mohnsamen, Zimt, Nelken, Kardamom, Kümmelsamen und Fenchelsamen zugeben. Die Mischung unter ständigem Rühren 1-2 Minuten trocken rösten.
- Knoblauch und Salz hinzufügen. Gut mischen. Eine weitere Minute trocken braten. Vom Herd nehmen und zu einer glatten Mischung mahlen.
- Restliches Öl erhitzen. Tomaten und Tamarindenpaste zugeben. Braten Sie diese Mischung bei mittlerer Hitze eine Minute lang an.
- Fügen Sie die Pilze hinzu. 2-3 Minuten bräunen.
- Die Koriandersamen-Pfefferkorn-Mischung und die Zwiebel-Kokos-Mischung hinzugeben. Gut mischen. Bei schwacher Hitze 3-4 Minuten dünsten.
- Die Pilz-Xacutti mit den Korianderblättern garnieren. Heiß servieren.

Paneer & Mais-Curry

Für 4 Personen

Zutaten

3 Nelken

2,5 cm Zimt

3 schwarze Pfefferkörner

1 Esslöffel gehackte Cashewnüsse

1 EL Mohn

3 Esslöffel heiße Milch

2 Esslöffel raffiniertes Pflanzenöl

1 große Zwiebel, gerieben

2 Lorbeerblätter

½ Teelöffel Ingwerpaste

½ Teelöffel Knoblauchpaste

1 Teelöffel Paprikapulver

4 Tomaten, püriert

125 g Joghurt, geschlagen

2 Esslöffel flüssige Sahne

1 Teelöffel Zucker

½ Teelöffel Garam Masala

250g/9oz Platte*, gehackt

200 g Maiskörner, gekocht

Nach Geschmack salzen

2 Esslöffel Korianderblätter

Methode

- Nelken, Zimt und Pfefferkörner zu einem feinen Pulver mahlen. Zur Seite legen.
- Cashewnüsse und Mohn 30 Minuten in heißer Milch einweichen. Zur Seite legen.
- Das Öl in einem Topf erhitzen. Zwiebel und Lorbeerblätter zugeben. Braten Sie sie eine Minute lang bei mittlerer Hitze.
- Das Nelken-Zimt-Paprikapulver und die Cashew-Mohn-Milch-Mischung dazugeben.
- Ingwerpaste, Knoblauchpaste und rotes Chilipulver hinzufügen. Gut mischen. Eine Minute braten.
- Fügen Sie die Tomaten hinzu. Die Mischung bei schwacher Hitze 2-3 Minuten braten.
- Joghurt, Sahne, Zucker, Garam Masala, Paneer, Maiskörner und Salz hinzufügen. Rühren Sie die Mischung sorgfältig um. Bei schwacher Hitze 7 bis 8 Minuten kochen, dabei regelmäßig umrühren.
- Das Curry mit Korianderblättern garnieren. Heiß servieren.

Basant Bahar

(scharfe grüne Tomaten in Sauce)

Für 4 Personen

Zutaten

500 g grüne Tomaten

1 Teelöffel raffiniertes Pflanzenöl

Prise Asafoetida

3 kleine Zwiebeln, fein gehackt

10 zerdrückte Knoblauchzehen

250g/9oz Besan*

1 TL Fenchelsamen

1 TL gemahlener Koriander

TL Kurkuma

TL Garam Masala

½ Teelöffel Chilipulver

1 TL Zitronensaft

Nach Geschmack salzen

Für die Soße:

3 Zwiebeln, geröstet

2 Tomaten, geröstet

1 cm Ingwerwurzel

2 grüne Paprika

1 TL Joghurt

1 Teelöffel flüssige Sahne

Prise Asafoetida

1 Teelöffel Kreuzkümmel

2 Lorbeerblätter

Nach Geschmack salzen

2 Teelöffel raffiniertes Pflanzenöl

150 g weicher Ziegenkäse, zerkrümelt

1 EL Korianderblätter, fein gehackt

Methode

- Machen Sie mit einem Messer ein Kreuz auf der oberen Hälfte einer Tomate und teilen Sie sie auf, wobei die untere Hälfte intakt bleibt. Wiederholen Sie dies für alle Tomaten. Zur Seite legen.
- Das Öl in einem Topf erhitzen. Fügen Sie Asafötida hinzu. Lassen Sie es für 10 Sekunden spucken.
- Zwiebeln und Knoblauch hinzufügen. Braten Sie sie bei mittlerer Hitze an, bis die Zwiebeln glasig werden.
- Besan, Fenchelsamen, gemahlener Koriander, Kurkuma, Garam Masala und Chilipulver hinzufügen. 1-2 Minuten weiter braten.

- Zitronensaft und Salz hinzufügen. Gut mischen. Vom Herd nehmen und diese Mischung in die geschnittenen Tomaten füllen. Reservieren Sie die gefüllten Tomaten.

- Alle Saucenzutaten außer Öl, Ziegenkäse und Korianderblättern zu einer glatten Paste mahlen. Zur Seite legen.

- 1 Teelöffel Öl erhitzen. Fügen Sie den Ziegenkäse hinzu. Braten Sie es bei mittlerer Hitze, bis es goldbraun wird. Zur Seite legen.

- Das restliche Öl in einem weiteren Topf erhitzen. Fügen Sie gemahlene Soßenpaste hinzu. Kochen Sie die Mischung bei mittlerer Hitze für 4 bis 5 Minuten und rühren Sie regelmäßig um.

- Die gefüllten Tomaten zugeben. Gut mischen. Decken Sie die Pfanne mit einem Deckel ab und kochen Sie die Mischung bei mittlerer Hitze für 4-5 Minuten.

- Streuen Sie die Korianderblätter und den gebratenen Ziegenkäse über den Basant Bahar. Heiß servieren.

Palak Köfta

(Spinatknödel in Soße)

Für 4 Personen

Zutaten

Für die Kofta:

300 g Spinat, fein gehackt

1 cm Ingwerwurzel

1 grüne Chili

1 Knoblauchzehe

Nach Geschmack salzen

½ Teelöffel Garam Masala

30 g abgetropfter Ziegenkäse

2 Esslöffel Besan*, braten

4 Esslöffel raffiniertes Pflanzenöl plus etwas mehr zum Braten

Für die Soße:

½ Teelöffel Kreuzkümmel

2,5 cm Ingwerwurzel

2 Knoblauchzehen

TL Koriandersamen

2 kleine Zwiebeln, gemahlen

Prise Chilipulver

TL Kurkuma

½ Tomate, püriert

Nach Geschmack salzen

120ml Wasser

2 Esslöffel flüssige Sahne

1 Esslöffel fein gehackte Korianderblätter

Methode

- Um Koftas zuzubereiten, mischen Sie Spinat, Ingwer, grüne Chili, Knoblauch und Salz in einem Topf. Kochen Sie diese Mischung bei mittlerer Hitze für 15 Minuten. Abgießen und zu einer glatten Paste mahlen.

- Diesen Teig mit allen restlichen Kofta-Zutaten, außer dem Öl, zu einem festen Teig kneten. Teilen Sie diesen Teig in walnussgroße Kugeln.

- Bratöl in einem Topf erhitzen. Kugeln hinzufügen. Braten Sie sie bei mittlerer Hitze, bis sie goldbraun sind. Lassen Sie sie ab und legen Sie sie beiseite.

- Für die Sauce Kreuzkümmel, Ingwer, Knoblauch und Koriandersamen mahlen. Zur Seite legen.

- 4 EL Öl in einem Topf erhitzen. Gemahlene Zwiebeln hinzufügen. Bei schwacher Hitze braten, bis sie gebräunt sind. Fügen Sie die Kreuzkümmel-Ingwer-Paste hinzu. Braten Sie eine weitere Minute.

- Chilipulver, Kurkuma und Tomatenpüree dazugeben. Gut mischen. 2-3 Minuten weiter braten.
- Salz und Wasser hinzufügen. Gut mischen. Mit einem Deckel abdecken und 5-6 Minuten köcheln lassen, dabei regelmäßig umrühren.
- Entdecke Koftas und füge sie hinzu. Weitere 5 Minuten köcheln lassen.
- Mit Sahne und Korianderblättern garnieren. Heiß servieren.

Kofta-Kohl

(Kohlknödel in Soße)

Zutaten

Für die Kofta:

100 g Kohl, zerkleinert

4 große Kartoffeln, gekocht

1 Teelöffel Kreuzkümmel

1 Teelöffel Ingwerpaste

2 grüne Chilischoten, fein gehackt

1 TL Zitronensaft

Nach Geschmack salzen

Raffiniertes Pflanzenöl zum Braten

Für die Soße:

1 Esslöffel Butter

3 kleine Zwiebeln, fein gehackt

4 Knoblauchzehen

4-6 Tomaten, fein gehackt

TL Kurkuma

1 Teelöffel Chilipulver

1 Teelöffel Zucker

250 ml Wasser

Nach Geschmack salzen

1 EL Korianderblätter, fein gehackt

Methode

- Alle Kofta-Zutaten außer dem Öl zu einem weichen Teig verkneten. Den Teig in walnussgroße Kugeln teilen.
- Das Öl in einem Topf erhitzen. Bällchen bei mittlerer Hitze goldbraun braten. Abgießen und aufbewahren.
- Für die Sauce die Butter in einem Topf erhitzen. Zwiebeln und Knoblauch hinzufügen. Braten Sie sie bei mittlerer Hitze, bis sie goldbraun sind.
- Tomaten, Kurkuma und Chilipulver hinzugeben. Braten Sie die Mischung für 4 bis 5 Minuten an.
- Zucker, Wasser und Salz zugeben. Gut mischen. Mit einem Deckel abdecken und 6-7 Minuten köcheln lassen.
- Fügen Sie die gebratenen Kofta-Bällchen hinzu. 5 bis 6 Minuten köcheln lassen.
- Die Kohlkofta mit den Korianderblättern garnieren. Heiß servieren.

Koottu

(Unreifes Bananencurry)

Zutaten

2 Esslöffel frische Kokosnuss, gerieben

½ Teelöffel Kreuzkümmel

2 grüne Paprika

1 EL Langkornreis, 15 Minuten eingeweicht

500 ml Wasser

200 g unreife Banane, geschält und gewürfelt

Nach Geschmack salzen

2 Teelöffel Kokosöl

½ Teelöffel Senfkörner

½ Teelöffel Urad Dhal*

Prise Asafoetida

8-10 Curryblätter

Methode

- Kokosnuss, Kreuzkümmel, grüne Chilischoten und Reis mit 4 Esslöffeln Wasser zu einer glatten Paste mahlen. Zur Seite legen.

- Die Banane mit dem restlichen Wasser und Salz mischen. Kochen Sie diese Mischung in einem Topf bei mittlerer Hitze für 10-12 Minuten.

- Fügen Sie die Kokosnuss-Kreuzkümmel-Paste hinzu. 2-3 Minuten kochen. Zur Seite legen.

- Das Öl in einem Topf erhitzen. Senfkörner, Urad Dhal, Asafoetida und Curryblätter hinzufügen. Lassen Sie sie 30 Sekunden lang spucken.

- Gießen Sie diese Mischung in das Bananencurry. Gut mischen. Heiß servieren.

ANMERKUNG:*Du kannst die unreife Banane auch durch weißen Butternusskürbis oder Schlangenkürbis ersetzen.*

Paneer-Masala-Butter

Für 4 Personen

Zutaten

Raffiniertes Pflanzenöl zum Braten

500 g paniert*, gehackt

1 große Karotte, fein gehackt

100 g grüne Bohnen, fein gehackt

200 g gefrorene Erbsen

3 grüne Chilis, gemahlen

Nach Geschmack salzen

1 EL Korianderblätter, fein gehackt

Für die Soße:

2,5 cm Ingwerwurzel

4 Knoblauchzehen

4 grüne Paprika

1 Teelöffel Kreuzkümmel

3 Esslöffel Butter

2 kleine Zwiebeln, gerieben

4 Tomaten, püriert

1 Teelöffel Maisstärke

300 g Joghurt

2 Teelöffel Zucker

½ Teelöffel Garam Masala

250 ml Wasser

Nach Geschmack salzen

Methode

- Das Öl in einem Topf erhitzen. Fügen Sie die Paneerstücke hinzu. Braten Sie sie bei mittlerer Hitze, bis sie goldbraun sind. Lassen Sie sie ab und legen Sie sie beiseite.
- Möhren, grüne Bohnen und Erbsen mischen. Diese Mischung bei mittlerer Hitze 8 bis 10 Minuten dämpfen.
- Fügen Sie grüne Paprika und Salz hinzu. Gut mischen. Zur Seite legen.
- Für die Sauce Ingwer, Knoblauch, grüne Chilischoten und Kreuzkümmel zu einer glatten Paste mahlen.
- Butter in einem Topf erhitzen. Fügen Sie die Zwiebeln hinzu. Braten Sie sie bei mittlerer Hitze, bis sie durchscheinend werden.
- Ingwer-Knoblauch-Paste und Tomaten dazugeben. Braten Sie eine weitere Minute.
- Maisstärke, Joghurt, Zucker, Garam Masala, Wasser und Salz hinzufügen. Rühren Sie die Mischung für 4-5 Minuten.
- Gedünstete Gemüsemischung und gebratenen Paneer dazugeben. Gut mischen. Mit einem Deckel abdecken und die Mischung bei schwacher Hitze 2-3 Minuten kochen.

- Paneer Butter Masala mit den Korianderblättern garnieren. Heiß servieren.

Mor Kolambu

(südindisches Mischgemüse)

Für 4 Personen

Zutaten

2 Teelöffel Kokosöl

2 mittelgroße Auberginen, gewürfelt

2 indische Trommelstöcke*, gehackt

100 g Kürbis*, gewürfelt

100 g Okraschoten

Nach Geschmack salzen

200 g Joghurt

250 ml Wasser

10 Curryblätter

Für die Gewürzmischung:

2 Esslöffel Mung Dhal*, 10 Minuten eingeweicht

1 Esslöffel Koriandersamen

½ Teelöffel Kreuzkümmel

4-5 Bockshornkleesamen

½ Teelöffel Senfkörner

½ Teelöffel Basmatireis

2 Teelöffel frische Kokosnuss, gerieben

Methode

- Alle Zutaten für die Gewürzmischung miteinander vermischen. Zur Seite legen.
- Das Kokosöl in einem Topf erhitzen. Auberginen, Keulen, Kürbis, Okraschoten und Salz hinzufügen. Braten Sie diese Mischung bei mittlerer Hitze für 4-5 Minuten.
- Fügen Sie die Gewürzmischung hinzu. 4-5 Minuten anbraten.
- Joghurt und Wasser zugeben. Gut mischen. Mit einem Deckel abdecken und 7-8 Minuten köcheln lassen.
- Das Mor Kolambu mit den Curryblättern garnieren. Heiß servieren.

Aloo Gobhi aur Methi ka Tuk

(Kartoffeln nach Sindhi-Art, Blumenkohl und Bockshornklee)

Für 4 Personen

Zutaten

500 ml Wasser

Nach Geschmack salzen

4 große ungeschälte Kartoffeln, in 5 cm große Stücke geschnitten

20 g frische Bockshornkleeblätter

3 Esslöffel raffiniertes Pflanzenöl

1 Esslöffel Senfkörner

2-4 Curryblätter

1 Esslöffel Ingwerpaste

1 Teelöffel Knoblauchpaste

800 g Blumenkohlröschen

1 Teelöffel Chilipulver

1 Teelöffel Amchor*

½ Teelöffel gemahlener Kreuzkümmel

½ Teelöffel grob gemahlener schwarzer Pfeffer

Große Prise getrocknete Bockshornkleeblätter

2 Esslöffel frische Granatapfelkerne

Methode

- Das Wasser in einen Topf geben, salzen und zum Kochen bringen.
- Kartoffeln zugeben und kochen bis sie weich sind. Die Kartoffeln abgießen und beiseite stellen.
- Reiben Sie frische Bockshornkleeblätter mit Salz ein, um ihre Bitterkeit zu verringern. Blätter waschen und abtropfen lassen. Zur Seite legen.
- Das Öl in einem Topf erhitzen. Senfkörner und Curryblätter dazugeben. Lassen Sie sie 15 Sekunden lang spucken.
- Ingwerpaste und Knoblauchpaste hinzufügen. Braten Sie die Mischung bei mittlerer Hitze eine Minute lang an.
- Blumenkohlröschen, Chilipulver, Amchoor, gemahlenen Kreuzkümmel, Pfeffer und getrocknete Bockshornkleeblätter hinzufügen. 3-4 Minuten weiter braten.
- Kartoffeln und frische Bockshornkleeblätter hinzufügen. Die Mischung bei schwacher Hitze 7 bis 8 Minuten braten.
- Mit Granatapfelkernen garnieren. Heiß servieren.

Ebene

(südindisches gemischtes Gemüse)

Für 4 Personen

Zutaten

400 g Naturjoghurt

1 Teelöffel Kreuzkümmel

100 g frische Kokosnuss, gerieben

Nach Geschmack salzen

4 Teelöffel Korianderblätter, fein gehackt

750 ml/1¼ Liter Wasser

100 g Kürbis*, gehackt

200 g gefrorenes Mischgemüse

TL Kurkuma

4 grüne Chilis, längs geschnitten

120 ml raffiniertes Pflanzenöl

TL Senfkörner

10 Curryblätter

Prise Asafoetida

2 getrocknete rote Chilis

Methode

- Joghurt mit Kreuzkümmel, Kokosnuss, Salz, Korianderblättern und 250 ml Wasser verquirlen. Zur Seite legen.

- Den Kürbis und das Mischgemüse mit dem Salz, 500 ml Wasser und dem Kurkuma in einem tiefen Topf mischen. Kochen Sie diese Mischung bei mittlerer Hitze für 10-15 Minuten. Zur Seite legen.

- Joghurtmischung und grüne Chilis dazugeben und unter häufigem Rühren 10 Minuten köcheln lassen. Zur Seite legen.

- Das Öl in einem Topf erhitzen. Fügen Sie die restlichen Zutaten hinzu. Lassen Sie sie 30 Sekunden lang spucken.

- Gießen Sie es in die Gemüsemischung. Gut mischen. 1 bis 2 Minuten köcheln lassen.

- Heiß servieren.

Buttermilch-Curry

Für 4 Personen

Zutaten

Joghurt 400g/14oz

250 ml Wasser

3 Teelöffel Besan*

2 grüne Chilis, längs geschnitten

10 Curryblätter

Nach Geschmack salzen

1 Esslöffel Ghee

½ Teelöffel Kreuzkümmel

6 Knoblauchzehen, zerdrückt

2 Nelken

2 rote Paprika

Prise Asafoetida

½ Teelöffel Kurkuma

1 Teelöffel Chilipulver

2 Esslöffel Korianderblätter, fein gehackt

Methode

- Joghurt, Wasser und Besan in einem Topf vorsichtig vermischen. Achten Sie darauf, dass sich keine Klumpen bilden.
- Fügen Sie grüne Chilischoten, Curryblätter und Salz hinzu. Kochen Sie diese Mischung bei schwacher Hitze für 5 bis 6 Minuten und rühren Sie gelegentlich um. Zur Seite legen.
- Ghee in einem Topf erhitzen. Kreuzkümmel und Knoblauch dazugeben. Braten Sie sie eine Minute lang bei mittlerer Hitze.
- Nelken, rote Chilischoten, Asafoetida, Kurkuma und Chilipulver hinzufügen. Gut mischen. Braten Sie diese Mischung für 1 Minute.
- Alles in den Curryjoghurt geben. 4-5 Minuten köcheln lassen.
- Das Curry mit Korianderblättern garnieren. Heiß servieren.

Blumenkohl-Creme-Curry

Für 4 Personen

Zutaten

1 Teelöffel Kreuzkümmel

3 grüne Chilis, längs geschnitten

1 cm/½ in Ingwerwurzel, gerieben

150 g Ghee

500 g Blumenkohlröschen

3 große Kartoffeln, gewürfelt

2 Tomaten, fein gehackt

125 g gefrorene Erbsen

2 Teelöffel Zucker

750 ml/1¼ Liter Wasser

Nach Geschmack salzen

250 ml/8 fl oz flüssige Sahne

1 Teelöffel Garam Masala

25 g/kleine Korianderblätter, fein gehackt

Methode

- Kreuzkümmel, grüne Chilischoten und Ingwer zu einer Paste zermahlen. Zur Seite legen.

- Ghee in einem Topf erhitzen. Blumenkohl und Kartoffeln dazugeben. Braten Sie sie bei mittlerer Hitze, bis sie goldbraun sind.

- Fügen Sie die Kreuzkümmel-Chili-Paste hinzu. 2-3 Minuten braten.

- Tomaten und Erbsen zugeben. Gut mischen. Braten Sie diese Mischung für 3-4 Minuten.

- Zucker, Wasser, Salz und Sahne zugeben. Gut mischen. Mit einem Deckel abdecken und 10-12 Minuten köcheln lassen.

- Garam Masala und Korianderblätter über das Curry streuen. Heiß servieren.

Übliche Erbsen

(Erbsen-Masala)

Für 3 Personen

Zutaten

1 Esslöffel raffiniertes Pflanzenöl

TL Senfkörner

TL Kreuzkümmel

¼ TL Chilipulver

TL Garam Masala

2 grüne Chilis, längs geschnitten

500 g frische Erbsen

2 Esslöffel Wasser

Nach Geschmack salzen

1 Esslöffel frische Kokosnuss, gerieben

10 g/¼ oz Korianderblätter, fein gehackt

Methode

- Das Öl in einem Topf erhitzen. Senfkörner und Kreuzkümmel dazugeben. Lassen Sie sie 15 Sekunden lang spucken.
- Chilipulver, Garam Masala und grüne Chilis dazugeben. Braten Sie die Mischung bei mittlerer Hitze eine Minute lang an.
- Erbsen, Wasser und Salz zugeben. Gut mischen. Kochen Sie die Mischung bei schwacher Hitze für 7-8 Minuten.
- Mit Kokos- und Korianderblättern dekorieren. Heiß servieren.

Aloo Posto

(Kartoffel mit Mohn)

Für 4 Personen

Zutaten

2 Esslöffel Senföl

1 Teelöffel Kreuzkümmel

4 Esslöffel Mohn, gemahlen

4 grüne Chilischoten, gehackt

½ Teelöffel Kurkuma

Nach Geschmack salzen

6 Kartoffeln, gekocht und gewürfelt

2 Esslöffel Korianderblätter, fein gehackt

Methode

- Das Öl in einem Topf erhitzen. Kreuzkümmel hinzufügen. Lassen Sie sie 15 Sekunden lang spucken.
- Gemahlenen Mohn, grüne Chilischoten, Kurkuma und Salz hinzufügen. Braten Sie die Mischung für ein paar Sekunden.
- Fügen Sie die Kartoffeln hinzu. Gut mischen. Braten Sie die Mischung für 3-4 Minuten.
- Mit Korianderblättern dekorieren. Heiß servieren.

Grüne Kotze

(Paneer mit Spinatsauce)

Für 4 Personen

Zutaten

1 Esslöffel raffiniertes Pflanzenöl

Paniert 50g/1¾oz*, gewürfelt

1 Teelöffel Kreuzkümmel

1 grüne Chili, längs gespalten

1 kleine Zwiebel, fein gehackt

200 g Spinat, gedünstet und gemahlen

1 TL Zitronensaft

Zucker nach Belieben

Nach Geschmack salzen

Methode

- Das Öl in einem Topf erhitzen. Paneer dazugeben und goldbraun braten. Abgießen und aufbewahren.
- Fügen Sie dem gleichen Öl die Kümmelsamen, die grüne Chilischote und die Zwiebel hinzu. Bei mittlerer Hitze anbraten, bis die Zwiebel braun wird.
- Fügen Sie die restlichen Zutaten hinzu. Rühren Sie die Mischung sorgfältig um. 5 Minuten kochen.
- Lassen Sie diese Mischung eine Weile abkühlen. In einer Küchenmaschine zu einer groben Paste zermahlen.
- In einen Topf geben und die frittierten Paneerstücke hinzufügen. Leicht umrühren. Bei schwacher Hitze 3-4 Minuten garen. Heiß servieren.

CPSIA information can be obtained
at www.ICGtesting.com
Printed in the USA
LVHW020103290822
726977LV00009B/547